Karin J. Lebersorger

»Bin ich ein Klon-Kind?«

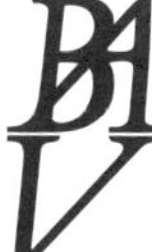

Da die Kinderwunschmedizin überwiegend aus der Perspektive der Erwachsenen diskutiert wird, fokussiert dieses Buch auf die Entwicklungsbedürfnisse der Kinder und die familiären Beziehungen. Es befasst sich mit den unterschiedlichen und komplexen Familienkonstellationen, die durch verschiedene Methoden medizinisch assistierter Reproduktion entstehen, und stellt deren psychische Folgen für alle Betroffenen dar.

Diese psychischen Auswirkungen werden leicht zu starken Belastungen, die alle Beteiligten umtreiben. Ihnen spürt Lebersorger sensibel und kompetent nach und macht sie anschaulich. Im Mittelpunkt stehen Familiengeheimnisse mit ihren unbewussten, aber eindrucksvollen Konsequenzen.

Karin Lebersorger zeigt, wie psychoanalytische Konzepte zum Verständnis der komplexen bewussten und unbewussten Psychodynamik von Eltern und Kindern beitragen. Sie stellt die Bedeutung der Repräsentanz des imaginären Kindes, des Familienromans, der triadischen Kompetenz, der infantilen Sexualtheorien, der Familiengeheimnisse und anderer Konzepte für Beratung und Psychotherapie dar und illustriert sie mit Fallbeispielen aus ihrer jahrelangen klinisch-psychologischen und psychotherapeutischen Praxis.

Karin J. Lebersorger, Dr.[in] phil., Klinische Psychologie und Gesundheitspsychologin, Psychotherapeutin, Psychoanalytikerin (WPV/IPA) und Supervisorin. Mitarbeiterin der Spezialambulanz für Menschen mit Down-Syndrom der Klinik Landstraße, freie Praxis, nominiertes Mitglied der Arbeitsgruppe »Qualitätssicherung frühe Kindheit« der Österreichischen Liga für Kinder- und Jugendgesundheit, Lektorin an der Wiener Psychoanalytischen Akademie, der FH Campus Wien, ehemalige stellvertretende Leiterin und Teamleiterin Nord des Instituts für Erziehungshilfe (Child Guidance Clinic) Wien. Mitautorin der »Stellungnahme der Österreichischen Liga für Kinder- und Jugendgesundheit zum Änderungsentwurf des Fortpflanzungsmedizinrechts-Änderungsgesetzes (FMedRÄG 2015)«. Publikationen zu den Themen Entwicklungspsychologie, Erziehung, Psychoanalyse, Psychotherapie, Reproduktionsmedizin, Behinderung, Down-Syndrom.

Karin J. Lebersorger

»Bin ich ein Klon-Kind?«

Beratung, Begleitung und Psychotherapie nach Kinderwunschbehandlung

Brandes & Apsel

Auf Wunsch informieren wir Sie regelmäßig mit unseren Katalogen »Frische Bücher« und »Psychoanalyse-Katalog«. Wir verwenden Ihre Daten ausschließlich für die Zusendung unserer beiden Kataloge laut der EU-Datenschutzrichtlinie und dem BDS-Gesetz. Bitte senden Sie uns dafür eine E-Mail an info@brandes-apsel. de mit Ihrer Postadresse. Außerdem finden Sie unser Gesamtverzeichnis mit aktuellen Informationen im Internet unter: www.brandes-apsel.de sowie www.kjp-zeitschrift.de

1. Auflage 2022

Umschlag und DTP: Brandes & Apsel Verlag, unter Verwendung einer Collage der Autorin.
Coverrückseite: Fotos © von Karin J. Lebersorger.
Druck: STEGA TISAK d.o.o., Printed in Croatia
Gedruckt auf einem nach den Richtlinien des Forest Stewardship Council (FSC) zertifizierten, säurefreien, alterungsbeständigen und chlorfrei gebleichten Papier.

Bibliografische Information der Deutschen Nationalbibliothek:
Die Deutsche Nationalbibliothek verzeichnet diese Publikation in der Deutschen Nationalbibliografie; detaillierte bibliografische Daten sind im Internet über www.ddb.de abrufbar.

ISBN 978-3-95558-332-3

Inhalt

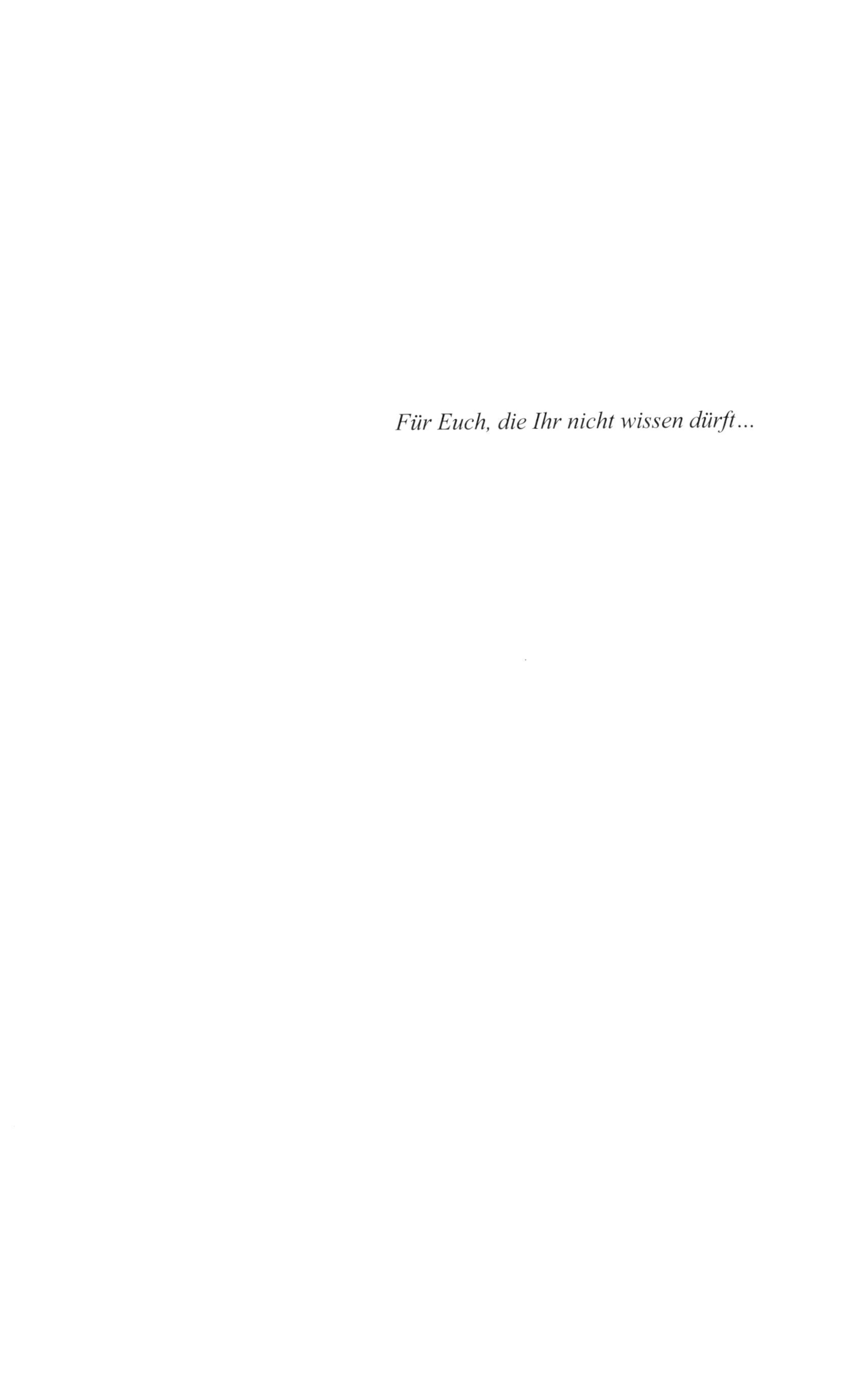

Für Euch, die Ihr nicht wissen dürft…

Kindgerecht!

> Wie auch immer, diese Pläne sind erstens etwas eindimensional aus eurer Sicht formuliert. Unsere Perspektive fehlt.
>
> *Elsberg 2016, S. 356*

»Bin ich ein Klon-Kind?«, fragt ein Kind seine Eltern, als sie ihm von der besonderen Art seiner assistierten Zeugung erzählen. Diese Frage, die die Eltern überrascht und ein wenig verunsichert, verwundert nicht, da Kinder mit ihren eigenen Erfahrungen und Phantasien auf das reagieren, was sie hören, sehen, erleben. Die kindliche Psyche steht im Mittelpunkt meines Buches, das ich in Zeiten geschrieben habe, in denen an der Optimierung des Menschen durch Einsatz assistierter Reproduktionstechnologien weltweit geforscht wird. Es befasst sich mit dem von der Reproduktionsmedizin weitgehend ausgeblendeten psychischen Erleben der oftmals lang ersehnten Kinder und mit ihren Beziehungen zu ihren Eltern und Bezugspersonen. Es vermittelt ein Verständnis für elterliches Handeln und thematisiert potenzielle Risikokonstellationen. Mein Buch richtet sich an alle, die mit Familien im Kontext von Kinderwunschbehandlung, Schwangerschaft, Geburt und den unterschiedlichen Bereichen des Säuglings-, Kindes- und Jugendalters professionell befasst sind. Darüber hinaus bietet es interessierten Eltern, Menschen mit Kinderwunsch und am Thema Interessierten Orientierungshilfe, Verständnis für psychische Prozesse und Hilfestellung in Entscheidungs- und Belastungssituationen.

Was bringt eine Psychoanalytikerin dazu, sich mit assistierten Reproduktionstechnologien zu befassen? Trifft da nicht Tradition auf High-Tech? Keineswegs! Zeitgemäßes psychodynamisches Verständnis ist für mein Denken und Arbeiten im komplexen Feld der Reproduktionsmedizin unabdingbar. Mein Zugang basiert auf jenen psychoanalytischen Konzepten, die für das Verstehen des bewussten und unbewussten seelischen Erlebens rund um assistierte Zeugung bedeutsam sind. Ich bin bestrebt, sie so zu vermitteln, dass dieses Verständnis in Beratung, Entscheidungsfindung, Begleitung, und Psychotherapie einfließen kann.

Eltern beschäftigen vor, während und nach Kinderwunschbehandlungen viele Fragen, wie beispielsweise: »Was sollen wir sagen?« und »wem?« und »wann?« und »wie?«. Mir begegnen auch immer wieder bange Fragen wie: »Wird unser Kind uns lieben?«, aber auch »Kann ich mein Kind genug lieben?«, wenn seine genetische Herkunft unbekannt ist. »Was wurde uns da geraten?«, wenn die Eltern an ausländische Partnerinstitute vermittelt wurden, um österreichisches Recht zu umgehen oder »Werden mit unseren tiefgefrorenen Embryonen Versuche gemacht?«, wenn sich Eltern gegen deren weitere Verwendung entscheiden. In der Beratungssituation ist es immer hilfreich, gemeinsam darüber nachzudenken, woher die elterlichen Nöte kommen und was sie bedeuten, um auf Basis des gemeinsam gewonnenen Verständnisses individuell passende Antworten und Handlungsschritte zu finden. Das Buch führt aus, warum Wunschkinder Eltern brauchen, die alle an ihrem Entstehungsprozess beteiligten Personen als bedeutsam für ihre Entwicklung anerkennen, realistische Erwartungen hegen und Offenheit bezüglich ihrer Herkunft leben. Viele Eltern können Empfehlungen, wie jener, Entscheidungen zu treffen, die sich nicht gegen ihr Wunschkind richten und mit ihrem Kind von Anfang an offen über seine Entstehungsgeschichte zu sprechen, erst nachkommen, nachdem sie sich mit ihren eigenen Gefühlen auseinandergesetzt haben. Ich zeige, wie sie dabei unterstützt werden können, und verbinde das elterliche Erleben und Handeln mit der Gefühlswelt ihrer Kinder.

Ausgehend von meinen langjährigen klinisch-psychologischen und psychoanalytischen Erfahrungen soll mein Buch dazu beitragen, dass die Familienbeziehungen und die Persönlichkeitsentwicklung von Wunschkindern nicht von Beginn an durch die Besonderheit ihrer Herkunft belastet werden. Dies ist vor allem dann gegeben, wenn sich die Eltern mit ihren psychischen Belastungen nicht auseinandergesetzt haben, unerfüllbare Erwartungen an ihr Kind stellen und ihm seine Entstehung verheimlichen.

In der klinischen Praxis erlebe ich seit den frühen 1990er Jahren immer wieder die Diskrepanz zwischen innig erwünschten, biotechnisch gezeugten, hoch bezahlten Kindern und verunsicherten, enttäuschten Eltern. So ist das Thema über die Kinder zu mir gekommen und führte dazu, mich eingehend mit diesem Feld zu befassen. Anfangs betraf es wenige Familien pro Jahr, in den letzten zehn Jahren stieg ihre Zahl deutlich. Mittlerweile sind Kinderwunschbehandlungen im Mainstream angekommen, wenngleich ihre Inanspruchnahme vor allem von heterosexuellen Paaren selten offen kommuniziert wird. Die besondere Form der Entstehung ihrer Kinder beschäftigt viele Eltern, wenn sie psychologisch-psychotherapeutische Hilfe suchen, wobei bei weitem nicht alle Schwierigkeiten auf die künstliche Befruchtung zurückzuführen sind.

Mir begegneten im Lauf der Jahre alle Arten von Familienformen und reproduktionstechnischen Methoden. So war ich mit heterosexuellen, homosexuellen und transsexuellen Wunscheltern befasst, mit ihren Einlingen bis Vierlingen, die spontan geboren, frühgeboren oder durch Kaiserschnitt entbunden wurden. Einige wiesen organische Erkrankungen, Fehlbildungen oder chromosomale Besonderheiten auf. Ihre Entstehung erfolgte von klassischer In-vitro-Fertilisation bis hin zur Leihmutterschaft. Ich habe potenzielle Eltern in Vorbereitung auf ihr Wunschkind und Eltern in Bezug auf altersgemäße Aufklärung beraten und begleitet, im Setting der Eltern-Kleinkind-Psychotherapie gearbeitet, Wunschkinder zu diagnostischen Erstkontakten gesehen und psychotherapeutisch behandelt. Oftmals war ich im Rahmen von Intervision, Supervision und Arbeitsgruppen mit der Thematik befasst, habe zu dem Thema publiziert, es in meine Lehrveranstaltungen einfließen lassen, Fortbildungen gegeben und mich medial dazu geäußert.

Es ist mir ein Anliegen, durch die Sensibilisierung für Kinderrechte, grundlegende kindliche Entwicklungsbedürfnisse und normative Krisen der Kluft zwischen dem heftigsten elterlichen Wünschen und tiefster Enttäuschung vorzubeugen. Meine Ausführungen richten sich daher nicht gegen den Einsatz assistierter Reproduktionstechnologien, sondern plädieren für deren kindgemäße Anwendung. Ich empfehle eine rechtzeitige diesbezügliche Aufklärung aller Wunscheltern, damit einer potenziellen psychischen Risikokonstellation vorgebeugt wird und integrative Prozesse gelingen. Auf Basis einer verstehenden Haltung den Eltern gegenüber, fokussiere ich auf das Kind. Daraus folgt, dass ich trotz meines Verständnisses für die inneren Nöte und Wünsche der Eltern Kinderrechtsverletzungen und deren Auswirkungen thematisiere. Alle Fallbeispiele sind prototypisch verdichtet und nach nationalen und internationalen Standards anonymisiert, einige meinen Fachartikeln entnommen.

Das Buch gibt einleitend einen Überblick über die Entwicklung und den aktuellen Stand assistierter Reproduktionstechnologien und deren zukünftige Entwicklungen. Ein Basiswissen ist meiner Erfahrung nach notwendig, um in diesem Bereich unterstützend tätig sein zu können. Danach vermittelt es Grundlagen für ein Verständnis der komplexen Dynamik innerhalb der Psyche der Einzelnen sowie in Beziehung zueinander, wenn tief in der Seele verankerte Überzeugungen herausgefordert werden. Es verbindet theoretische Überlegungen mit der klinischen Praxis und gibt Anregungen für Beratung, Begleitung und Psychotherapie.

Ich stelle bewusste und unbewusste Wünsche, Gefühle, Phantasien und Geheimnisse in ihrer Bedeutung für die Eltern-Kind-Beziehungen und die Entwicklung der Persönlichkeitsstruktur in den Mittelpunkt meiner Ausführungen. Einige Themen, wie elterliche Idealvorstellungen, infantile Sexualität, Eltern-Kind-Beziehungen und die Bedeutung von Offenheit, sind für jede Familie wichtig, unabhängig von der Zeugung des Kindes. Die Erweiterung des Beziehungsgefüges in Form multipler Elternschaft besteht auch in Patchwork-, Pflege- oder Adoptivfamilien und bei Co-Elternschaft. Hingegen finden sich einzig bei der medizinisch assistierten Reproduktion die Trennung von Sexualität und Fortpflanzung, die damit verbundene reale Öffnung der Beziehungsebenen, die Fragmentierung des Zeugungsakts sowie die biotechnische Aufhebung von Zeitlichkeit und Generationenfolge.

Ich selbst stand anfangs oft kritisch den langjährigen, belastenden Behandlungswegen zum Wunschkind gegenüber. Das hat sich aber mit zunehmender theoretischer und praktischer Auseinandersetzung geändert, außer in Bezug auf Leihmutterschaft, was ich noch eingehend ausführen werde. Die Kinder sind geboren, die Familien suchen Rat, ihre Nöte haben mich tief berührt. Ich bin überzeugt, dass sie von allen, die mit ihnen im Vorfeld der Familiengründung und danach befasst sind, Unterstützung darin brauchen, gut zueinander zu finden und ihre Herkunftsgeschichte zu integrieren. Dies gilt sowohl für klassische In-vitro-Fertilisation mit den Keimzellen der Eltern, als auch für komplexe Konstellationen unter Einbeziehung bedeutsamer biologisch Anderer.

Im Herbst 2014 arbeitete ich als nominiertes Mitglied der Österreichischen Liga für Kinder- und Jugendgesundheit an der Stellungnahme der Arbeitsgruppe »Qualitätssicherung frühe Kindheit« zur Novellierung des Österreichischen Fortpflanzungsmedizingesetzes mit und engagierte mich für kindgemäße gesetzliche Rahmenbedingungen, die bedauerlicher Weise größtenteils nicht umgesetzt wurden. Von den Kindern und ihren Eltern durfte ich im Lauf der Jahre viel lernen, Neues erfahren und meinen verstehenden Ansatz vielfach bestätigt finden. So stelle ich dar, wie alle, die in diesem Feld arbeiten, dazu beitragen können, dass kindliche Entwicklungsbedürfnisse ernst genommen, Kinderrechte bei Entscheidungen berücksichtigt, kindliche Gefühle und Irritationen nicht bagatellisiert werden, sich stabile Familienbeziehungen entwickeln können und die Freude am Wunschkind auch nach dessen Materialisierung bestehen bleibt

Karin J. Lebersorger, im August 2022

1. Rück-, Ein- und Ausblicke

> Er [Gott] konnte nicht vermuten, dass man es wagen würde, die Hand ins Innere des Mechanismus zu stecken, den er sich ausgedacht, sorgfältig in Haut verpackt, versiegelt und vor dem menschlichen Auge verschlossen hat.
>
> *Kundera 1987, S. 185*

Biotechnologie und Genetik

In allen Schöpfungsmythen und Religionen finden sich Vorstellungen über unterschiedliche Formen der Erschaffung menschlichen Lebens. Sie berichten – so wie Sagen, Märchen, literarische Werke und Filme – von Paaren, deren Kinderwunsch sich nicht erfüllt, von ihrer Verzweiflung und ihren Versuchen, diesen zu verwirklichen, aber auch von der Erschaffung von Nachkommen aus sich selbst heraus. Dem Menschheitstraum, gottgleich menschliches Leben abseits des Zeugungsakts zu schaffen, nähern sich assistierte Reproduktionstechnologien schrittweise an.

Die langjährigen Versuche des Gynäkologen Patrick Steptoe und des Genetikers Robert Edwards, Eizellen außerhalb des Mutterleibs zu befruchten, um weibliche Sterilität zu behandeln, führten am 25. Juli 1978 im englischen Oldham zur Geburt eines gesunden Mädchens, Louise Joy Brown. Seit damals erfahren die Reproduktionstechnologien eine stete Weiterentwicklung und Optimierung über die vielfach publiziert und medial berichtet wird. Das Spektrum reicht vom wissenschaftlichen Fachartikel bis zur Sensationsmeldung. Die Begrifflichkeit erfuhr einen Wandel vom »Retortenbaby« zum »Wunschkind«. Das Spektrum öffentlicher Reaktionen reicht von Begeisterung bis Abscheu.[1]

Der Soziologe Roland Apsel formuliert diesbezüglich treffend:

> »Anstatt zu erkennen, dass das ein Weg ist, den die Menschheit eingeschlagen hat mit der Explosion von Technologie und Technik-Produktivkraft, wird immer noch fleißig Pro und Contra gegeben, durch den Diskurs dieses neue Element in die Lebenswelt implantiert, um es einmal entwicklungspolitisch und medizinisch zu sagen. Damit unterliegt die Lebenswelt, die sich immer mehr von ihrem idealistischen Gehalt verabschiedet, natürlich einem Wandel.« (Apsel 2019, S. 46)

Im 21. Jahrhundert stehen Wunscheltern eine Palette von assistierten Reproduktionstechniken zur Verfügung, deren international gebräuchliche Abkürzung »ART« – was im Englischen »Kunst« bedeutet – an die Kunst der technischen Zeugung, aber auch an deren Künstlichkeit denken lässt.[2] Das Besondere dieser Biotechniken ist, dass sie nicht nur die Personen betreffen, die über ihren Einsatz entscheiden, sondern sich auf ein Drittes beziehen, das Kind, das nicht mitbestimmen kann.

Die bekannteste und bahnbrechendste Methode der künstlichen Befruchtung ist die In-vitro-Fertilisation (IVF), die sich seit ihrer Pionierzeit weltweit etabliert hat. Dabei erfolgt die Zeugung eines Menschen außerhalb des Mutterleibs durch die Verschmelzung von Ei- und Samenzelle in einer Petrischale. Damit wurde der bislang gültige Rechtsspruch, dass die Mutter immer sicher sei, der Vater jedoch stets ungewiss, außer Kraft gesetzt. Die IVF wurde zur Behandlung weiblicher Unfruchtbarkeit entwickelt und ermöglicht in Folge auch homosexuellen Paaren und Singles die Erfüllung ihres Kinderwunsches. Ihre Weiterentwicklung führte 1992 zur Intrazytoplasmatischen Spermieninjektion (ICSI) und deren Spezifizierung zur Intrazytoplasmatischen Injektion morphologisch selektierter Spermien (IMSI). Bei beiden wird die Befruchtung nicht chemischen

1 Vgl. Ansermet (2017), S. XIX.
2 Vgl. Binder-Klinsing 2014, S. 152.

Austauschprozessen überlassen, sondern eine entgeißelte Samenzelle mittels Laserpipette direkt in die Eizelle eingebracht, was laut Bernard das eigentlich Künstliche im Gegensatz zur klassischen IVF darstellt.[3]

Eine bereits seit dem Ende des 18. Jahrhunderts dokumentierte Methode ist die Insemination, die sowohl mit dem Sperma des Partners (homolog), als auch mit dem eines Spenders (heterolog) durchgeführt werden kann.[4] Dabei wird das Ejakulat entweder von der Frau selbst oder einer assistierenden Person tief in die Vagina eingebracht. Bei einer Intrauterinen Insemination (IUI) wird im Rahmen einer Kinderwunschbehandlung das Sperma direkt in die Gebärmutter eingeführt.

Finden sich im Ejakulat von Männern, die Väter werden wollen, keine Spermien, so können diese mittels der Testikulären Spermienextraktion (TESE) direkt aus den Hoden oder mittels der Mikrochirurgischen Epididymalen Spermienaspiration (MESA) aus den Nebenhoden gewonnen werden. Diese invasiven Verfahren ermöglichen infertilen Männern genetische Vaterschaft, wobei, je nach Diagnose, die Unfruchtbarkeit an die Söhne vererbt werden kann.[5]

Grundlage vieler Behandlungen ist eine Hormonstimulation, durch die weibliche Zyklen kontrolliert, synchronisiert und/oder möglichst viele Eizellen zur Reifung gebracht werden. Diese werden für eine IVF oder für eine Eizellspende verwendet. Wie Samen- und Eizellen können auch bereits befruchtete Eizellen, die sich im embryonalen Frühstadium befinden, gespendet werden. Für eine solche Embryonenspende stehen kryokonservierte, das sind tiefgefrorene Embryonen, die ein Paar nicht für weitere Kinder verwenden möchte und freigibt, zur Verfügung. Es werden aber auch Embryonen extra dafür aus nicht verwendeten Frischspenden von Personen, die einander nicht kennen, gezeugt. Die meist anonymen genetischen Eltern stehen in keiner Beziehung zueinander, die Zahl der Geschwister und Halbgeschwister ist großteils unbekannt.

Die Polkörperdiagnostik ermöglicht genetische Besonderheiten der Eizelle vor Abschluss der Befruchtung zu erkennen, sodass chromoso-

3 Bernard 2014, S. 410.
4 Bernard 2014, S. 171; Kermalvezen 2009, S. 13.
5 Bernard 2014, S. 88, 414ff., 438.

male Anomalien vor dem Embryonentransfer weitgehend ausgeschlossen werden können. Eine umfassende genetische Untersuchung des Embryos erfolgt durch die Präimplantationsdiagnostik (PID), bei der ihm im Acht-Zell-Stadium eine Zelle entnommen wird.[6] Sie bildet die Basis für Embryonenselektion, bei der Embryonen mit einem bevorzugten Geschlecht und bestimmten Eigenschaften zum Transfer ausgewählt werden. Embryonenreduktion kommt zur Anwendung, wenn Embryonen, meist aufgrund einer medizinischen Indikation, intrauterin abgetötet werden.

Das Verfahren der Gebärmuttertransplantation für die Dauer der Schwangerschaft wird laufend optimiert.[7] In Texas gelang es, den Wunsch eines lesbischen Paares zu erfüllen und beide Partnerinnen an der Schwangerschaft zu beteiligen. Der Embryo entwickelte sich eine Woche lang in der Gebärmutter einer Mutter, bevor er in die andere Mutter transferiert wurde, die ihn zur Welt brachte.[8]

Kryokonservierung keimfähigen Materials erfolgt bei bis zu minus 196 Grad Celsius in flüssigem Stickstoff. Männliche und weibliche Keimzellen (Gameten) sowie Embryonen lassen sich dadurch unbegrenzt aufbewahren und zu einem passenden Zeitpunkt verwenden. Das Verfahren nimmt zugunsten von Frischspenden zu und wird angewandt, um Embryonen für spätere Behandlungszyklen zur Verfügung zu haben oder um Gametenspenden zu lagern. Es ermöglicht darüber hinaus PatientInnen ihre Keimzellen vor Behandlungen, die ihre Fruchtbarkeit gefährden könnten, wie Strahlen- oder Chemotherapien, zu konservieren. Dies ist auch Trans-Personen, die vor Geschlechtsumwandlungen stehen, möglich.[9] In gleichgeschlechtlichen Partnerschaften können sie Eltern leiblicher Kinder werden. Dadurch wird die phänotypische, äußerlich wahrnehmbare Zwei-

6 Vgl. Borkenhagen & Kentenich 2012, S. 37f.

7 Online: https://www.nbcnews.com/health/health-news/brazilian-baby-first-born-using-uterus-deceased-donor-n944006 [Stand 1. März 2022].
Online: https://www.3sat.de/wissen/wissenschaftsdoku/wido-kinderwunsch-104.html [Stand 1. März 2022].

8 Online: https://nypost.com/2018/10/29/same-sex-couple-makes-history-by-carrying-same-baby/ [Stand 1. März 2022].

9 Vgl. Passuello 2021, S. 48ff.

geschlechtlichkeit genetischer Elternschaft aufgehoben. Das Einfrieren ihrer Eizellen wird jungen Arbeitnehmerinnen von großen US-Konzernen empfohlen und finanziell unterstützt. Dieses »social egg freezing« oder »social freezing« gestattet Frauen, Familienplanung aufzuschieben, um die Karriere nicht zu gefährden. Vermehrt wird trotz des Verbots auch in Österreich dafür Stimmung gemacht.[10]

Leihmutterschaft ist eine der umstrittensten reproduktionsmedizinischen Methoden. Bei den meisten kommerziellen Leihmutterschaftsverträgen müsste korrekt von »Tragemutterschaft« gesprochen werden, da eine Tragemutter – im Englischen »gestational carrier« genannt – ein genetisch fremdes Kind austrägt. Dies steht im Gegensatz zur Leihmutter, die ihr Kind zur Welt bringt und abgibt. Ich beschäftige mich damit eingehend in Kapitel 8, behalte aber die im Deutschen allgemein gebräuchliche Bezeichnung »Leihmutter« bei.

Seit 2015 ist in Großbritannien bei der seltenen Erbkrankheit Mitochondriopathie die Kombination von genetischem Material zweier Eizellen gestattet, wodurch sich die Mutterschaft eines Kindes aus zwei genetischen, einer gestationalen und, wenn sich Eltern trennen und neue Beziehungen eingehen, einer oder mehreren sozialen Müttern zusammensetzen kann.[11]

Vaterschaft können sich als genetischer, sozialer und rechtlicher Vater drei Männer teilen, wenn ein Mann rechtlich als Vater fungiert, aber weder der Erzeuger noch der soziale Vater ist. Eine solche Konstellation entsteht in seltenen Fällen durch eine Trennung des Paares nach erfolgreicher Insemination mit Spendersamen.

Im November 2018 gab der chinesische Biophysiker He Jiankui auf dem internationalen Gentechnikkongress in Hongkong bekannt, mittels der Genschere CRISP/Cas9 erstmals ins menschliche Genom eingegriffen

10 »Die Erfüllung des Kinderwunsches«, *Die Presse*, 30. September 2021, 18; »Nur einen Halbsatz im Fortpflanzungsmedizingesetz streichen«, *Die Presse*, 30. September 2021, 19. Online: https://www.falter.at/zeitung/20220222/der-verbotene-kinderwunsch [1. März 2022].

11 Online: https://www.theguardian.com/science/2018/feb/01/permission-given-to-create-britains-first-three-person-babies?CMP=Share_AndroidApp_Gmail [11. Januar 2022].

und genetisch optimierte Zwillingsmädchen zur Welt gebracht zu haben.[12] Dies wurde fachlich und ethisch heftig kritisiert und führte zur Verurteilung des Wissenschaftlers[13] und mittlerweile zu dessen Freilassung.[14]

Bei assistierter Reproduktion erfolgt eine Fragmentierung des Zeugungsakts, dessen Ganzheit in einzelne Behandlungsschritte zerfällt, die zeitlich voneinander getrennt sind, im Fall einer Kryokonservierung von Keimmaterial können dies Jahre oder Jahrzehnte sein. Die Biotechnik ermöglicht, Kinder mit Keimmaterial nicht mehr lebender Menschen zu zeugen,[15] oder Embryonen, die jahrelang kryokonserviert waren, für die Erfüllung eines Kinderwunsches zu verwenden.[16] Dadurch werden verinnerlichte Gewissheiten wie die Generationenfolge außer Kraft gesetzt, die bis jetzt vorgab, dass sich keine Generation plötzlich inmitten einer anderen findet oder sie überholt. Auch die Inzestschranke, die in allen Kulturen besteht, lässt sich technisch umgehen, wenn beispielsweise Mütter die Kinder ihrer homosexuellen Söhne zur Welt bringen[17] oder einer Frau die Gebärmutter ihrer Schwester für die Dauer der Schwangerschaft transplantiert wird.[18]

12 Online: https://www.theguardian.com/science/2018/nov/26/worlds-first-gene-edited-babies-created-in-china-claims-scientist?CMP=Share_AndroidApp_Gmail [26. November 2018], Ö1, 17 Uhr-Nachrichten, 26. November 2018.

13 Online: https://www.nzz.ch/wissenschaft/genveraenderte-babys-chinesischer-forscher-he-jiankui-zu-drei-jahren-haft-verurteilt-ld.1531238 [29. März 2020].

14 Online: https://www.technologyreview.com/2022/04/04/1048829/he-jiankui-prison-free-crispr-babies/ [4. Juni 2022].

15 Online: https://www.rtl.de/cms/israel-frau-laesst-totem-sohn-sperma-entnehmen-und-zeugt-ein-enkelkind-4079530.html [3. Januar 2022].

16 Online: http://edition.cnn.com/2017/12/19/health/snowbaby-oldest-embryo-bn/index.html?sr=twCNN121917snowbaby-oldest-embryo-bn0310PMVODtop [29. März 2020]

17 Online: https://www.stern.de/neon/magazin/leihmutterschaft--frau-bringt-eigenen-enkel-zur-welt-7813946.html [29. März 2020].

18 Online: https://www.bild.de/ratgeber/gesundheit/transplantation/gebaermutter-transplantation-mit-gebaermutter-der-schwester-ein-baby-bekommen-47292734.bild.html [4. Januar 2021].

Zukunftsszenarien

Die Forschung arbeitet weiterhin intensiv an der Optimierung des Menschen. So wurde im Januar 2018 berichtet, dass in China bereits das Klonen von Primaten geglückt sei, eine Vorstufe zum Klonen von Menschen.[19] Der österreichische Pionier der Reproduktionsmedizin, Wilfried Feichtinger, regte daraufhin an, die positiven Aspekte reproduktiven Klonens zu diskutieren.[20]

Bei Mäusen ist es gelungen, keimfähiges Material aus Körperzellen zu entwickeln, das in Zukunft Menschen gleichen Geschlechts gemeinsame Nachkommen ermöglichen soll.[21] Auch zur Auslagerung der Schwangerschaft in eine künstliche Gebärmutter wird geforscht.[22] Gemäß Jamie Metzl, einem amerikanischen Experten für Zukunftstechnologien, soll die sich ständig weiterentwickelnde Gentechnologie schon bald Genoptimierung und Embryonenselektion in großem Ausmaß möglich machen:

> »Die Kopplung von Techniken zur assistierten Reproduktion mit Big-Data-Analysen, maschinellem Lernen und KI [künstliche Intelligenz] wird zunehmend nicht nur die Weise verändern, wie wir Babys machen, sondern auch das Wesen der Babys.« (Metzl 2020, S. 83)

Mit den reproduktiven Zukunftsszenarien, die niemanden unberührt lassen, setzen sich Künstler und Künstlerinnen verschiedener Richtungen, von denen ich einige beispielhaft anführe, kritisch auseinander.

Die australische bildende Künstlerin Patricia Piccinini problematisiert das Streben nach Optimierung durch Genselektion und den Einbau

19 Online: http://www.faz.net/aktuell/wissen/leben-gene/china-forscher-klonen-erstmals-affen-15415167.html [24. Januar 2018].

20 Feichtinger 2019, S. 31.

21 Online: http://www.spiegel.de/wissenschaft/natur/stammzellforschung-forscher-erzeugen-maeuse-aus-reprogrammierten-koerperzellen-a-637896.html [4. Juni 2022].

22 Trallori 2015, S. 160; 2016, S. 21.

gewünschter tierischer Eigenschaften in das menschliche Genom. Mit ihren Skulpturen plädiert sie für ein achtsames Umgehen mit dem Leben und Toleranz gegenüber Andersartigkeit, die den Idealvorstellungen nicht entspricht.[23]

Als Klassiker einer Dystopie ist Aldous Huxleys *Schöne neue Welt* aus 1932 zu nennen, die er angeregt durch seinen Bruder Julian verfasste, einen Embryologen, durch den er Zugang zum damaligen Forschungsstand erhielt.[24]

Margaret Atwood stellt 1985 in ihrem Roman *Der Report der Magd* Leihmutterschaft in Form von Sklaverei durch die infertile herrschende Klasse in einer christlich-fundamentalistischen Diktatur dar. Das Buch wurde von Volker Schlöndorff 1990 verfilmt und ab 2017 zur erfolgreichen Netflix-Serie, die im Sommer 2021 bereits fünf Staffeln umfasst.[25] Mit *Die Zeuginnen* verfasst Atwood 2019 eine erfolgreiche Fortsetzung.

Der Wiener Bestsellerautor Marc Elsberg greift die Genoptimierung in seinem Roman *Helix* auf. Die Eigenschaften genetisch modifizierter Kinder erweisen sich darin als potenziell bedrohlich. Der Protagonist mit übermenschlichen Kräften und intelligentem Potenzial fordert die Rechte der genoptimierten Kinder ein.

Michael Stavaric stellt in seinem dystopischen Roman *Fremdes Licht* eine Genforscherin als einzig Überlebende eines Kometeneinschlags auf der Erde vor die Herausforderung, aus kryokonserviertem Keimmaterial neues Leben zu erschaffen.

Auch in zahlreichen Filmen werden Zukunftsszenarien thematisiert, so wie beispielsweise Genoptimierung in *Gattaca* oder Klonen in *Blueprint*.

23 Online: https://www.kunsthalle.at/de/ausstellungen/19-patricia-piccinini-embracing-the-future [24. Januar 2022].

24 Bernard 2014, S. 431.

25 Online: https://de.wikipedia.org/wiki/The_Handmaid%E2%80%99s_Tale_%E2%80%93_Der_Report_der_Magd [12. März 2022].

Gesellschaftliche Resonanz

Die biotechnischen Errungenschaften führen laufend zu Sensations-, aber auch zu Schreckensmeldungen. Wenn sie das Potenzial zu neuen Rekorden haben, wird über Mehrlingsschwangerschaften mit bis zu neun Föten berichtet. Diese entstehen, wenn die Eltern nach Hormonstimulation und Befruchtung mehrerer Eizellen keine Embryonenreduktion vornehmen lassen. Sie führen in manchen Fällen zu Hochrisiko-Frühgeborenen, in manchen Fällen zum Verlust aller Föten.

Desweiteren finden sich regelmäßig Berichte über Familiengründungen von Berühmtheiten, wie Kim Kardashian,[26] Ronaldo oder Elton John, deren Kinder von gecasteten Leihmüttern zur Welt gebracht werden, und diesbezügliche Spekulationen. So erregt das Cover der britischen Vogue vom März 2022, das die 51-jährige Naomi Campell mit ihrer neun Monate alten Tochter zeigt, und führt zu unbeantworteten Fragen über die Auslagerung der Schwangerschaft in eine Leihmutter.[27] Auch ins Buch der Rekorde lässt sich mit ART kommen: Die 24-jährige georgische Millionärsgattin und Bloggerin Kristina Öztürk postet regelmäßig die Vergrößerung ihrer Familie mit Hilfe von Leihmüttern, nachdem sie selbst eine Tochter zur Welt gebracht hat. So hatten sie und ihr 57-jähriger Gatte vor einem Jahr elf Kinder, im März 2022 bereits 22 und planen eine Familie mit 100 Kindern.[28] Die Influencerin Anna Wilken teile mit ihren Followern regelmäßig den Schmerz über vergebliche Kinderwunschbehandlungen.[29]

---

26 Online: https://rp-online.de/panorama/ausland/usa-kim-kardashian-und-kanye-west-bekommen-viertes-kind_aid-35664903 [15. Januar 2019].

27 Online: https://www.profil.at/gesellschaft/profil-morgenpost-naomi-empfaengnis/401907841?fbclid=IwAR3dT1u02rt2brLtZWHbqRxmUfo8-k6w8jqZ7I0tZk3wcEqoMN__31-zmtI [1. März 2022].

28 Online: https://www.stern.de/panorama/weltgeschehen/georgien--23-jaehrige-elffach-mutter-will-mehr-als-100-kinder-kriegen-30379890.html [12. April 2022]. Online: https://www.heute.at/s/paar-hat-22-kinder-und-wuenscht-sich-83-weitere-100197536 [12. April 2022].

29 Online: https://www.vip.de/cms/anna-wilken-kaempft-weiter-um-ein-baby-doch-auch-7-embryo-transfer-war-erfolglos-4949082.html [28. April 2022].

Auch das Privatfernsehen greift diese Themen auf, wie beispielsweise die Doku-Soaps *Wunschkinder – Der Traum vom Babyglück*, die vor der Pandemie in RTL2 ausgestrahlt wurde, und *Mehr geht nicht! Die Mehrlinge* von VOX.[30]

Die Verwechslungen von Keimzellen im Labor schürt Empörung und knüpft an menschliche Urängste vor dem Vertauschen von Babys an.[31] Schwangerschaften von Trans-Männern ließen Apple ein Emoji für einen schwangeren Trans-Mann kreieren, das hohe emotionale Wellen schlägt.[32] Auf Plattformen und in den sozialen Medien werden KeimzellspenderInnen, aber auch Menschen, die Co-Elternschaft übernehmen wollen, gesucht.[33]

Nationale und internationale Krisen wirken sich auf den Fertilitätstourismus aus. Am Beginn der COVID19-Pandemie war es Bestelleltern während des ersten Lockdowns nicht möglich, ihre Babys abzuholen, die von ukrainischen Leihmüttern geboren wurden. Die Bilder eng beisammen stehender Babybettchen in einem Kiewer Hotel gingen um die Welt.[34] Erneut kam das Geschäft mit der Leihmutterschaft kurz nach Vladimir Putins Angriffskrieg auf die Ukraine am 24. Februar 2022 in die Schlagzeilen, als die Kinderwunschklinik BioTexCom Bestelleltern und Leihmütter in einen Schutzbunker brachte.[35]

30 Online: https://www.rtl2.de/sendungen/wunschkinder-der-traum-vom-babyglueck?oref=aHR0cHM6Ly93d3cuZ29vZ2xlLmF0Lw%3D%3D [11. März 2022]. Online: https://www.prisma.de/news/tv/Mehr-geht-nicht-Die-Mehrlinge-VOX-Doku-begleitet-Grossfamilien,35977358 [11. März 2022].

31 Vgl. Strohmer 2021, S. 37. Online: https://kurier.at/chronik/welt/embryos-vertauscht-eltern-verklagen-us-fruchtbarkeitsklinik/401799142 [11. Januar 2022].

32 Online: https://www.rtl.de/cms/er-war-der-erste-schwangere-mann-so-geht-es-thomas-beatie-heute-4788425.html [7. Februar 2022]. Online: https://www.derstandard.at/story/2000133041781/apple-bringt-schwangeren-mann-als-emoji-und-erntet-shitstorm [7. Februar 2022].

33 Online: https://www.familyship.org/ [7. Februar 2022].

34 Online: https://orf.at/stories/3165589/ [1. März 2022]. Online: https://www.derstandard.at/story/2000117552704/leihmutter-babys-fuer-westliche-adoptiveltern-sitzen-wegen-corona-in-der [1. März 2022].

35 Online: https://leihmutter-schaft.de/biotexcom-eltern-mit-ihren-kindern-sollen-in-den-bunker/ [1. März 2022]. Online: https://www.heute.at/s/oesterreicher-in-kiew-auf-den-strassen-herrscht-chaos-100192197 [1. März 2022].

Die Anwendung assistierter Reproduktionstechnologien ist weltweit in raschem Anstieg begriffen und zu einem milliardenschweren Geschäftszweig geworden.[36] Die finanzielle Belastung lässt manche Paare versuchen, die Kosten für die Kinderwunschbehandlung mittels Crowdfunding abzudecken.[37]

Die auch in Österreich steigende Zahl von Behandlungen weisen die jährlichen Statistiken des IVF-Fonds aus. Dieser trägt seit 2006 unter bestimmten Voraussetzungen 70 Prozent der Behandlungskosten und erfasst bei weitem nicht alle Behandlungen, da viele Paare die Förderkriterien nicht erfüllen.[38] Eine zunehmende Unfruchtbarkeit der Männer findet sich auch bei den vom IVF-Fonds erfassten Paaren.[39] Die männlichen Fertilitätsprobleme werden gesellschaftlich kaum diskutiert, obwohl sie in Zusammenhang mit dem Lebensstil in den westlichen Industriegesellschaften zu stehen scheinen. Wissenschaftler vermuten als deren Ursache die Östrogenisierung des Grundwassers und der Nahrungskette, Konservierungsstoffe, Strahlenbelastung, Essverhalten und Stress.[40] In Zukunft werden immer mehr junge Paare assistierte Reproduktionstechniken zur Erfüllung ihres Kinderwunsches in Anspruch nehmen müssen, weshalb eine Enttabuisierung vor allem in Hinblick auf die Kinder unerlässlich scheint.

36 Vgl. Robert, Thierry (2017): Baby á la carte, online: https://www.youtube.com/watch?v=wAUmmjXjk48 [4. Juni 2022]. Coles 2021, S. 127.

37 Online: https://www.gofundme.com/f/hbzcy-kinderwunsch?qid=e7198d78dd2fd21351c110e87c0b0787 [8. Januar 2022].

38 Online: https://www.sozialministerium.at/Themen/Gesundheit/Eltern-und-Kind/IVF-Fonds.html [24. Januar 2022].

39 Online: https://www.sozialministerium.at/dam/jcr:3326c777-2d0e-45e2-8b31-4573b136a9cc/IVF-Fonds-Jahresbericht_2020.pdf [11. März 2022].

40 Vgl. Bachinger 2015, S. 78f.

Recht

Der rechtliche Rahmen ist weltweit, EU-weit und selbst innerhalb der USA ganz unterschiedlich geregelt. Er reicht vom gesetzesfreien Raum in vielen Staaten über eine liberale Gesetzgebung in Kalifornien, Großbritannien und Israel bis zu klaren Vorgaben, wie beispielsweise in Österreich, Deutschland und der Schweiz, die sich in einigen Aspekten unterscheiden, aber an Menschen- und Kinderrechten orientieren.[41] So widerspricht Anonymität in Bezug auf Keimzell- und Embryonenspenden den Artikeln 7 und 8 der UN-Kinderrechtskonvention, die beide das Recht auf Wissen um die eigene Abstammung festhalten.[42] Leihmutterschaft verletzt das Recht des Kindes, nicht gehandelt zu werden, Artikel 35 der UN-Kinderrechtskonvention.[43] Warum diese Verbote, zu denen auch die Anwendung von ART für Single-Frauen zählt, den Entwicklungsbedürfnissen von Kindern entsprechen, werde ich ausführlich darstellen.

Die Österreichische Liga für Kinder- und Jugendgesundheit hat im Rahmen der Begutachtungsfrist zum Österreichischen Fortpflanzungsmedizingesetz in ihrer ausführlichen Stellungnahme auf die Gesundheit und die Rechte des Kindes fokussiert. Ich war Teil der Arbeitsgruppe, deren Forderungen nach dem verpflichtenden Transfer eines einzigen Embryos, verpflichtender psychologisch-psychotherapeutischer Beratung vor Behandlungsbeginn, verpflichtender Aufklärung des Kindes bezüglich seiner Herkunft, einem zentralen Spendenregister und Nachuntersuchungen der Familien vom Gesetzgeber nicht berücksichtigt wurden.[44]

Um nicht zugelassene Behandlungen oder elterliche Wünsche nach anonymen Spenden zu ermöglichen, haben viele Kinderwunschkliniken Partnerinstitute in Ländern ohne Beschränkungen, an die sie überweisen.

---

41 Vgl. Griessler 2022; Griessler & Winkler 2022; Barth & Erlebach 2015.

42 Online: https://www.unicef.de/informieren/ueber-uns/fuer-kinderrechte/un-kinder rechtskonvention [11. März 2022].

43 McLatchie & Lea 2022, S. 31ff.

44 Online: https://www.parlament.gv.at/PAKT/VHG/XXV/SNME/SNME_02408/imf name_376309.pdf [11. März 2022]; vgl. Griessler & Winkler 2022, S. 9ff.

So reisen viele Wunscheltern ins Ausland oder engagieren Leihmütter über international agierende Agenturen. Durch den weltweiten Fertilitätstourismus werden nicht nur gesetzliche Beschränkungen des Herkunftslandes umgangen, sondern auch Kosten gespart. Deshalb weichen viele Paare aus Kalifornien, das keine Beschränkungen vorsieht und auch Leihmutterschaft gestattet, in das benachbarte Mexiko aus, wo Leihmütter wesentlich weniger für ihre Reproduktionsarbeit bekommen.

Die Umgehung gesetzlicher Grenzen fördert die Heimlichkeit dem Kind gegenüber und führt je nach Persönlichkeit der Eltern zu Gewissensnöten und Ängsten vor Entdeckung.[45] So geben manche werdende Mütter keine Auskunft über anonyme Eizell- oder Embryonenspende im Ausland, weil sie befürchten, dass ihre Schwangerschaft daheim medizinisch nicht betreut werden würde.[46] Obgleich gegen geltendes Recht verstoßen wurde, ist diese Befürchtung in Österreich weder für Schwangerschaft noch für Geburt zutreffend. Auch bezüglich des Rechtsstatus von Eltern und Kind herrscht Verunsicherung. Eltern äußerten mir gegenüber Ängste, ihnen würde das Kinderbetreuungsgeld vorenthalten werden, wenn die rechtswidrige Behandlung in einer ausländischen Kinderwunschklinik bekannt würde. Alleinstehende Mütter befürchten öfter fälschlich, dass das Recht, keine Angaben zum Vater ihres Kindes machen zu müssen, bei unerlaubten anonymen Spenden nicht gelte und sie bestraft werden könnten. All diese Befürchtungen sind unbegründet. Die Rechtssprechung zeigt, dass selbst Kinder nach Leihmutterschaft gesetzlich anerkannt werden. Aus Sicht des Babys, das sich nach der Rückkehr ins Heimatland seiner Bestelleltern in deren Obhut befindet, befürworte ich diesen pragmatischen Umgang. Ich würde mir jedoch Auflagen für die Bestelleltern und einen breiten Diskurs wünschen, der ein Bewusstsein dafür schafft, dass Leihmutterschaft den Kinderrechten und dem Kindeswohl widerspricht (siehe Kapitel 8).

45 Vgl. Thorn 2008, S. 6ff.

46 Tordy 2014, S. 256.

Studienlage

Da es weder verpflichtende Meldungen über Kinderwunschbehandlungen noch zentrale Spendenregister gibt, fehlen umfassende Studien, weshalb nur Tendenzen beschrieben, aber keine allgemein gültigen Aussagen getroffen werden können. Durch die freiwillige Teilnahme an Studien werden vor allem Familien erfasst, die bereit sind, über ihre Erfahrungen Auskunft zu geben. Kritisch ist anzumerken, dass die Stichproben meist klein sind und Kinder mit körperlichen Belastungen sowie Mehrlinge weitgehend ausgeschlossen werden. Statistiken zeigen aber, dass sich im Vergleich zu natürlich gezeugten Kindern bei IVF erhöhte Raten an Mehrlingsschwangerschaften, Probleme in der Frühschwangerschaft, Frühgeburten, Kaiserschnittentbindungen und Fehlbildungen finden.[47]

Die unterschiedlichen Formen von ART, die unterschiedliche Herausforderungen mit sich bringen, machen Vergleiche nicht einfach. In den Studiendesigns dominieren Fragebogen-Untersuchungen, bei denen aufgrund der hohen Belastungen im Vorfeld und während der Behandlung eine Tendenz zu erwünschten Antworten zu Verzerrungen führen kann.[48] Ute Auhagen-Stephanos merkt dazu kritisch an, man könne »mit herkömmlichen Fragebogentests keine subtilen Schäden, psychische Verarbeitungsfähigkeit, Konflikte, Phantasien und unbewusste Prozesse erfassen« (2020a, S. 117).

In den Längsschnittstudien des Centers for Family Research der Universität Cambridge von Susan Golombok und ihrem Team finden sich wenige Unterschiede zwischen den einzelnen Methoden von ART und keine nennenswerten negativen Auswirkungen auf die Entwicklung der Kinder. Elterliche Liebe, Sensibilität und Unterstützung werden als positive Faktoren hervorgehoben.[49]

47 Kowalcek 2004; Seeber & Zippl 2019, S. 41f.; Strohmer 2021, S. 37f.

48 Berger et al. 1997, S. 171; Izat & Goldbeck 2008, S. 278; Oelsner 2021, S. 54; Wischmann 2008, S. 330.

49 Vgl. Golombok et al. 2011; Golombok et al. 2013; Imrie & Golombok 2020.

In Dänemark, wo sich die weltgrößte Keimzellenbank[50] befindet und ART wenig reglementiert ist[51], stehen ForscherInnen umfangreiche anonymisierte Gesundheitsdaten zur Verfügung. 2012 wurden alle zwischen 1995 und 2003 geborenen Kinder untersucht und nach der Form ihrer Empfängnis gruppiert. Bei Kindern nach assistierter Zeugung finden sich leicht erhöhte Risiken, psychisch zu erkranken, wobei Ursachen nicht untersucht wurden.[52]

In einem Überblick zur Studienlage finden Izat und Goldbeck (2008, S. 277f.) tendenziell ängstlich-vermeidendes Verhalten und die Abfuhr psychischer Spannungen nach innen.

Angststörungen, Regulationsstörungen und psychosomatische Symptome finden sich auch bei einem Viertel der Kleinkinder in der deutschsprachigen prospektiven Verlaufsstudie der Psychoanalytikerin Margarete Berger und ihrem Team.[53] Sie untersuchten 46 Familien mit 64 Kindern, wobei Mehrlinge und Frühgeborene miteinbezogen wurden. Die Einlinge entwickeln sich psychomotorisch und kognitiv in den ersten drei Lebensjahren altersgemäß.[54] Bei Mehrlingen finden sich erhöhte entwicklungspsychopathologische und psychosoziale Risiken.[55] IVF-Eltern sind sachlicher und gestatten weniger Autonomie im Vergleich zur Kontrollgruppe.[56] Sie zeigen eine ausgeprägte Neigung zu konfliktvermeidenden Bewältigungsstrategien.[57]

Zur intrapsychischen Dynamik gibt es vor allem Einzelfallberichte von Kinder- und JugendpsychoanalytikerInnen.[58]

---

50 Online: https://www.cryosinternational.com/de-de/dk-shop/privatpersonen/uber-uns/uber-cryos/ [12. April 2022].

51 Vgl. Griessler 2022, S. 2253ff.

52 Vgl. Bay et al. 2013; Oelsner & Lehmkuhl 2017, S. 476.

53 Vgl. Berger 1993; 1997; 2010.

54 Berger et al. 1997, S. 94ff.

55 Ebd., S. 170.

56 Ebd., S. 110ff.

57 Ebd., S. 168.

58 Vgl. Anzieu-Premmereur 2018; 2021; Bogliatto & De Vriendt-Goldman 2018; Ehrensaft 2000; 2007; 2008; 2016; Grimalt 2017; Herzog 2010; Lebersorger 2017b; 2018b; 2019; 2020a; 2020b; Marion 2018; Zeller-Steinbrich 2010.

2. Und was meint Freud?

> Schließlich erwies sich das Bedürfnis, durch Kinder das eigene Erbe zu bewahren, bereits innerhalb weniger Generationen als bloße Fiktion. Am Ende blieb nichts.
>
> *Thomashoff 2020, S. 167*

ART und Psychoanalyse

Die Psychoanalyse befasst sich, wie Philosophie, Theologie, Rechtswissenschaften, Soziologie, Psychologie und andere Bezugswissenschaften, mit diesem existenziellen Themenkomplex. Ihr Beitrag besteht vor allem darin, neben der bewussten auch die unbewusste Dynamik des Seelenlebens aller Beteiligten und der Beziehungen zueinander zu verstehen, darzustellen und darauf basierend Beratung und Behandlung zu bieten. Die Auswirkungen der sich rasant entwickelnden biotechnischen Möglichkeiten auf die sich in steter Entwicklung befindliche psychoanalytische Theorienbildung werden dabei laufend untersucht.[59] Denn grundlegende Konzepte werden durch ART herausgefordert, wenn mittels Kryokonservierung die Zeitlichkeit und somit die Abfolge der Generationen und mittels eines technischen Inzests das Inzesttabu aufgehoben werden. Bis jetzt wurden die Anerkennung der Geschlechtsdifferenz, der Inzest- und der Generationenschranke für die Entwicklung einer stabilen Persönlichkeitsstruktur und die Orientierung eines jeden Menschen in seiner Familie

59 vgl. Alkolombre 2017; Ansermet 2017; Ehrensaft 2006; 2008; 2014; 2016; Lebersorger 2018b; 2019; Metzger 2013; 2015; 2017.

und der Generationenfolge als unerlässlich erachtet. Es wird sich erst in Zukunft erweisen, wie sich Kinder mit unklaren Verwandtschaftsverhältnissen oder Leerstellen in ihrer Biografie möglichst unbelastet entwickeln können. Falldarstellungen und klinische Erfahrungen zeigen bereits jetzt, dass aus psychodynamischer Sicht ein potenzielles Risiko für die seelische Entwicklung der Kinder immer dann gegeben ist, wenn keine Auseinandersetzung mit der besonderen Art ihrer Entstehung und keine Integration der damit verbundenen Emotionen und aller AkteurInnen stattfinden sowie unrealistische Erwartungen ihnen gegenüber bestehen.[60] So entscheidet die Art und Weise, wie sich die medizintechnische Entkopplung von Sexualität und Fortpflanzung in die elterliche Psyche einschreibt, darüber, ob die Familienbeziehungen und die psychische Entwicklung der Wunschkinder bereits intrauterin überschattet werden.

Die Reproduktionsmedizin bietet den Wunscheltern bezüglich einer kindgerechten Anwendung wenige Möglichkeiten der Auseinandersetzung. Für eine solche plädieren die Psychoanalytiker Wolfgang Oelsner und Gerd Lehmkuhl:

> »Damit Kindern der Spagat zwischen Beglückung und Zumutung gelingt, ist es hilfreich, wenn ihre Eltern, aber nicht minder die weiteren ›Miterzeuger‹ und die im Labor tätigen Helfer einiges über kindliche Entwicklungsphasen und psychische Konstellationen wissen. Denn sie bilden die Folie ab, vor der Herkunftsphantasien, Beziehungssehnsüchte, Erlebens- und Verarbeitungsweisen jener Kinder zu verstehen sind.« (Oelsner & Lehmkuhl 2016, S. 55)

Für die die Behandlung begleiteten Gefühle sind standardmäßig keine Reflexionsräume vorgesehen, deren Bewusstmachung aber für zukünftige unbelastete Beziehungen zu den Kindern so wesentlich wäre. Die Bedürfnisse der Kinder selbst werden in den meisten Beratungsprozessen vernachlässigt. So konstatiert Bernard (2014, S. 133)

60 Vgl. Lebersorger 2018a.

> »einen grundsätzlichen Riss in der Auffassung assistierter Empfängnis – auf der einen Seite die Mediziner, für die sich menschliche Reproduktion auf die erfolgreiche Verschmelzung von Zellobjekten reduziert, auf der anderen Seite die Kinder, die aus diesen Behandlungen hervorgehen, Subjekte mit Wünschen, Vorstellungen, Erinnerungen.«

Es zeigt sich, dass eine freiwillige psychologische oder psychotherapeutische Beratung im Vorfeld der Behandlung, die laut dem österreichischen Fortpflanzungsmedizingesetz verpflichtend angeboten werden muss, kaum in Anspruch genommen wird. Dahinter steht oft die unbegründete Angst, als psychisch labil und somit für die Behandlung nicht geeignet zu erscheinen.[61] Dadurch entsteht die Gefahr, dass sich die potenziellen Eltern mit den BehandlerInnen gegen die Bedürfnisse ihres Kindes verbünden.[62] Wenn die Gefühle im Vorfeld einen Ort finden, an dem sie ausgesprochen und bedacht werden, treten sie während der Schwangerschaft oder nach der Geburt nicht zwischen Eltern und Kind.

Einige allgemein weniger bekannte psychoanalytische Erkenntnisse, wie jene zu Urphantasien, infantilen Sexualtheorien, Phantasien über familiäre Abstammung oder dem Unheimlichen, helfen, die Aufwühlung von Eltern und Kindern, die Verwirrung von Fachpersonen und die gesellschaftliche Erregung zu verstehen. Sie zeigen, warum die unterschiedlichen Methoden künstlicher Befruchtung und die dadurch möglichen Familienkonstellationen bei allen, die von ihnen betroffen oder mit ihnen befasst sind, emotionale Resonanz auslösen. Der Schweizer Psychoanalytiker François Ansermet spricht von einem »Drehschwindel«, der sich bei der Konfrontation mit manchen Herkunftsgeschichten einstellt:

61 Berger et al. 1997, S. 169; Kowalcek 2002, S. 9; Tordy & Riegler 2014, S. 252.

62 Berger 2010, S. 138.

> »What has become technically possible can provoke a feeling of vertigo: a vertigo of biotechnology that makes the head spin of anyone who tries to grasp what is happening.« (Ansermet 2017, S. XVI)
> (»Was technisch möglich ist, kann einen biotechnischen Drehschwindel bei jedem hervorrufen, der zu verstehen sucht, was gerade passiert.« Übersetzung KJL)

Die Erregung erklärt sich dadurch, dass assistierte Reproduktionstheorien an die in allen Menschen oftmals tief verdrängten Urphantasien und infantilen Sexualtheorien rühren, diese erschüttern oder Omnipotenzphantasien triggern.

Urphantasien

In der Psyche jedes Menschen finden sich schon früh Vorstellungen darüber, wie menschliches Leben entsteht. Ausgehend von seinen klinischen Erfahrungen geht Sigmund Freud davon aus, dass jedes Kind ahnt, dass seine Existenz mit der Beziehung seiner Eltern verbunden ist. Gemäß seiner Möglichkeiten erforscht es die Verbundenheit seiner Eltern, die »Urszene«, wie Freud den heterosexuellen Koitus bezeichnet. Er führt aus, dass den kindlichen Urszenen-Phantasien das Verständnis für den Zeugungsakt fehlt, dass Kinder ihn oftmals als Gewaltakt des Mannes gegenüber der Frau erleben oder urethrale Zeugungsphantasien entwickeln. Sie selbst sind davon ausgeschlossen und befinden sich in der Position von BeobachterInnen.[63] Die Speicherung der Vorstellungen über die Urszene in der kindlichen Psyche trägt wesentlich zur Bildung der Persönlichkeitsstruktur bei. Indem das Kind zwei gegengeschlechtliche Erwachsene für das Kindermachen repräsentiert hat und sich in einer Beobachtungsfunktion

63 Freud 1915, S. 242; 1918, S. 63ff.; 1932, S. 9.

befindet, erfährt es den Geschlechts- und Generationenunterschied und erlebt, dass es auszuhalten imstande ist, ausgegrenzt zu sein.[64]

Bewusste und unbewusste Urszenenphantasien sind für das psychische Erleben und die Verarbeitung künstlicher Befruchtung bedeutsam. Sie stellt eine »technische Urszene«[65] dar, bei der die Gesamtheit des Sexualakts in Einzelschritte zerlegt wird. Durch diese medizintechnisch notwendige Fragmentierung und die damit verbundene zeitliche Entgrenzung werden tief verdrängte frühe Repräsentanzen der Urszene außer Kraft gesetzt und somit die erwachsene Psyche erschüttert.

Infantile Sexualtheorien

Sigmund Freud hat 1905 in seinem Konzept der libidinösen Entwicklungsphasen als erster die infantile Sexualität beschrieben, die bereits vor ihm beobachtet und meist als kindliches Fehlverhalten missbilligt wurde. In vielen Arbeiten entwickelte er ein Verständnis für die kindlichen Triebäußerungen von Geburt an und zeigt, wie sie im Lauf der Reifung in die Psychosexualität jedes Menschen integriert werden und zur Ausformung der Persönlichkeit beitragen.[66] Damit erlangen orale und anale Befriedigung, exhibitionistische und voyeuristische Tendenzen, phallische Impulse und Sexualneugier des Kindes Bedeutung und werden nicht mehr als Unarten gesehen. Dieses Verständnis hat leider noch immer nicht alle, die mit Kindern und Jugendlichen befasst sind, erreicht. Auch bei Symptomen wie beispielsweise Essstörungen, Zwängen, Einnässen oder Einkoten werden die unbewussten Verbindungen zu den frühen libidinösen Entwicklungsphasen vielfach zu wenig beachtet. Ab dem Moment, in dem das Kleinkind seinen Körper beherrscht, seine Umwelt zu erobern und sich für die Geschehnisse in der Außenwelt zu interessieren beginnt, werden die

64 Britton 1989, S. 98f.; Girard-Fréscard 2021, S. 115.
65 Auhagen-Stephanos 2009, S. 43.
66 Vgl. Freud 1905; 1907; 1908.

Beziehungen seiner Eltern und Fragen nach dem Ursprung des Lebens zunehmend bedeutsam. Das Forschen wird oft durch Beobachtungen sowie das Erleben von Schwangerschaft und Geburt von Geschwistern verstärkt. Was Freud 1909 in seiner Falldarstellung des Kleinen Hans zeigt, bestätigt sich bis heute. Ausgehend von unmittelbaren eigenen Erfahrungen des Aufnehmens von Nahrung und deren Ausscheidung, des spielerischen Formens von Material und des Konstruierens sowie der Beobachtung elterlicher Intimität bildet das Kind Phantasien zur Entstehung des Lebens aus. So finden sich als infantile Sexualtheorien orale Zeugungsideen durch Essen oder Küssen und anale Vorstellungen im kindlichen Spiel, wenn Babys durch Matschen und Formen von Sand oder Knete erzeugt werden. Auch das Ausscheidungsverhalten kann mit Schwangerschafts- und Geburtsphantasien verbunden sein. Freuds Kleiner Hans äußert anale Schwangerschaftstheorien und besteht nach Aufklärung durch seinen Vater darauf, selbst ein Baby bekommen zu können. Er entwickelt ein Misstrauen dem Storch gegenüber, mit dem ihm die Ankunft seiner Schwester zuerst erklärt wird.[67] Auch im 21. Jahrhundert werden die kindlichen Phantasien mit dem Storch, der die Babys bringt, angereichert, indem Storch-Figuren vor die Häuser und Wohnungen gestellt werden, in denen sich Nachwuchs eingestellt hat. Wenn Kinder aufgeklärt werden, bleiben ihre Phantasien meist noch eine Zeitlang parallel dazu bestehen.[68] Viele Kinder verdrängen ihre infantilen Sexualvorstellungen ab dem Schulalter und interessieren sich für die realen Fakten.

Da Kinder nie den heterosexuellen Koitus als Ort der Zeugung phantasieren, entsprechen die Methoden künstlicher Befruchtung bewusst und unbewusst dem, was in der Psyche als Bilder und Phantasien abgespeichert ist. Ansermet bringt es auf den Punkt:

67 Freud 1909b, S. 309, 322, 247f., 308ff.

68 Freud 1909b, S. 268; 1923c, S. 296.

> »Medically assisted reproduction repeats technically what has already been accomplished in fantasy. […] Fantasies, that are born of infantile sexual theories, which do indeed suppose that procreation does not occur through sex!« (Ansermet 2017, S. 23)
> (»Medizinisch assistierte Reproduktion wiederholt technisch, was in der Phantasie bereits geleistet wurde. […] Phantasien, die den infantile Sexualtheorien entspringen, und die tatsächlich davon ausgehen, dass Zeugung nicht durch den Koitus erfolgt!« Übersetzung KJL)

Zu den verschiedenen biotechnischen Behandlungsschritten gibt es ganz individuelle Phantasiebildungen, die an verdrängte infantile Vorstellungen von Zeugung anknüpfen. So werden beispielsweise Vorstellungen eines Machens, Werkens, Packens und Hineinkatapultierens bei Darstellungen der Intrazytoplasmatischen Spermieninjektion (ICSI) getriggert:

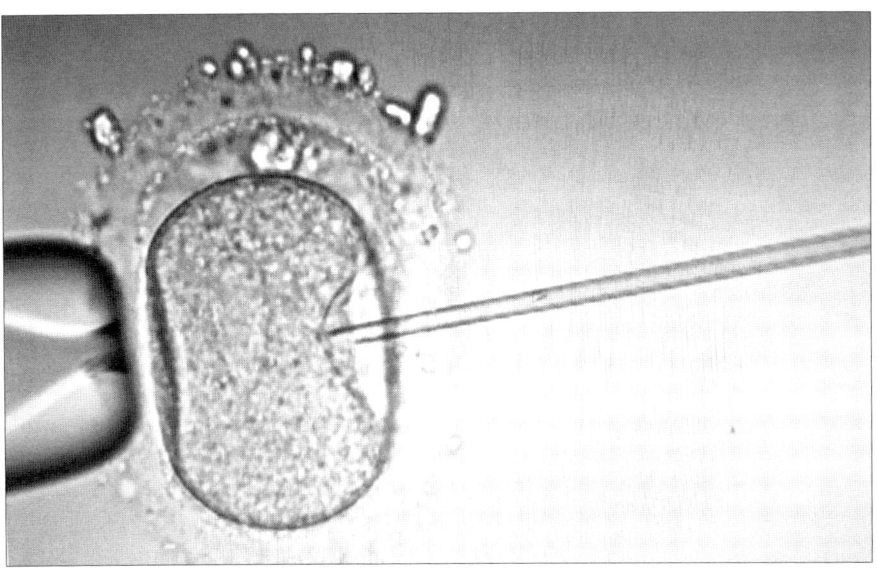

Abb. 1: Intrazytoplasmatische Spermieninjektion (ICSI)

Dieses Sujet wird meist verwendet, wenn medial über assistierte Reproduktion berichtet wird. Es löst unterschiedliche Phantasien von Eroberung über Penetration bis zur Vergewaltigung der Eizelle aus und wird als Urszene erlebt.[69] Die Vorstellung von der Entgeißelung der Samenzelle kann bei Männern Kastrationsängste auslösen.[70]

Bilder von Kryotanks, aus deren Tiefe Eprouvetten mit tiefgefrorenem keimfähigen Material geholt werden (siehe Abb. 2), und die dazugehörige Berichte lassen wiederum an den Storch denken, der die Babys aus dem Teich holt.[71]

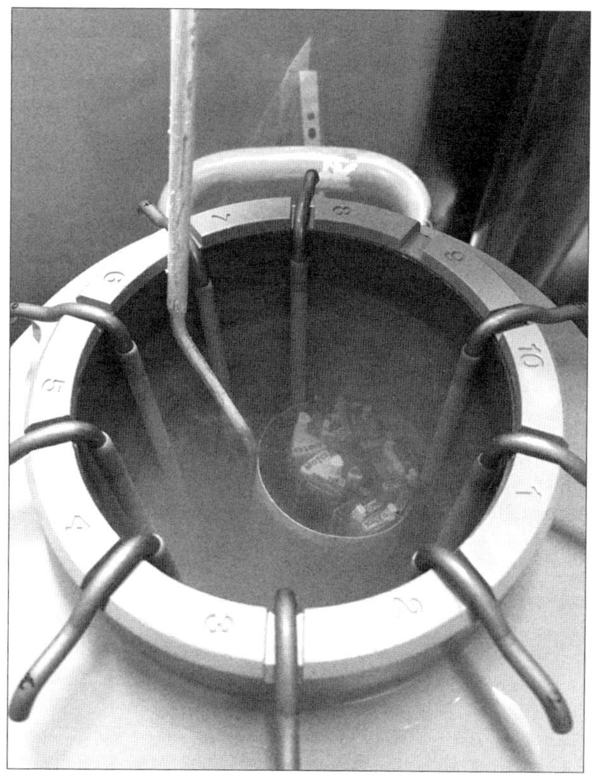

Abb. 2: Kryotank

69 Vgl. Austermann & Austermann 2006, S. 54.
70 Ansermet 2017, S. 24, 29.
71 Ansermet 2017, S. 77.

Eine Verbindung zu frühkindlichen Zeugungstheorien findet sich auch in der häufig anzutreffenden Äußerung, manche Biotechniken wären unheimlich. Die Faszination des Unheimlichen hat Freud damit begründet, dass es sich dabei um Vertrautes handle, das tief verdrängt ist.[72] So erklärt sich das Gefühl des Unheimlichen dadurch, dass assistierte Reproduktionstechnologien auf die vertrauten, unbewussten infantile Sexualvorstellungen treffen.

> In einer Intervisionsgruppe wird die Herkunftsgeschichte eines Kindes diskutiert, an dessen Planung, Zeugung und Betreuung in den ersten Lebensmonaten acht Menschen und ein reproduktionsmedizinisches Team beteiligt sind. Den mütterliche Beitrag teilen sich fünf Frauen, den väterlichen drei Männer. Die bedeutsamen Frauen sind die Bestellmutter, eine Eizellspenderin, eine Leihmutter und zwei soziale Mütter, die bedeutsamen Männer ein Samenspender und zwei soziale Väter. Die Darstellung dieser komplexen Familienkonstellation spaltet die Gruppe in jene, die Gefühle des Befremdens und des Unheimlichen äußern und rückmelden, der komplexen Familienanamnese kaum folgen zu können, während sich andere fasziniert einbringen. Am nächsten Tag berichtet eine Teilnehmerin, dass sie im Traum noch mit diesem Fall beschäftigt war.

Die Biotechnologien des 21. Jahrhunderts sind durch das Verdrängte so attraktiv, vertraut und lassen niemanden unberührt. Es findet sich eine Polarität zwischen Faszination und Abscheu, die nach Verboten verlangt. Ansermet weist diesbezüglich darauf hin, dass der Ruf nach Verboten auch auf unerträglicher Faszination beruhen kann.[73] Es ist beinahe paradox, dass trotz der Entkopplung von Sexualität und Fortpflanzung Sexualität in Form von Phantasien bei der künstlichen Befruchtung omnipräsent ist.[74]

Die kalifornische Psychoanalytikerin Diane Ehrensaft, die seit Jahrzehnten mit Familien nach ART arbeitet, formuliert diesbezüglich pointiert:

72 Vgl. Freud 1919, S. 231ff.

73 Ansermet 2017, S. XIX.

74 Ansermet 2017, S. 82.

»It appears that we have been able to take the reproduction out of sex, but it has been far more difficult to take the sex out of reproduction.« (Ehrensaft 2008, S. 6) (»Es scheint, dass es uns gelungen ist, die Reproduktion von der Sexualität zu entkoppeln, aber es erweist sich als viel schwieriger, die Sexualität aus der Reproduktion herauszuhalten.« Übersetzung KJL)

Phantasien zu Urszene und Kinderkriegen finden im kindlichen Spiel in unterschiedlichster Art und Weise Ausdruck, wie im Rahmen von Theos Kindertherapie:

Theo befindet sich im sechsten Lebensjahr noch ganz im magisch-animistischen Alter, in dem Mensch- und Tierfiguren für ihn gleichwertig sind. Er stellt mittels Playmobil- und Tierfiguren sowie Figuren aus Knetmasse seine Phantasien dar, die voll bedrohlicher und räuberischer Elemente sind. Ein böser König stiehlt die Eier der Eulenmutter und lässt sich gemeinsam mit seinem Gold in seiner Burg streng bewachen. Er sperrt die Eulenmutter ins Verlies. Mit Hilfe von guten Rittern wird sie befreit. Sie bringen der Mutter auch die Eier zurück, aus denen ihre Kinder schlüpfen. Diese rächen sich, indem sie die Burg des Königs zerstören.

Bei diesen Spielsequenzen werde ich an Theos Herkunftsgeschichte erinnert, über die er nicht informiert ist. Seine alleinerziehende Mutter erzählt im Anamnesegespräch, als Kinderwunsch und Familiengründung thematisiert werden, dass sie sich mit seinem Vater, der bereits vor dem Kennenlernen der Eltern vasektomiert wurde, ein Kind wünschte. Sie bemerkt zufrieden, dass sie ihm gegenüber immer alles durchsetzen konnte. So auch eine künstliche Befruchtung, von der ihr Mann nicht überzeugt war, mittels Intrazytoplasmatischer Spermieninjektion (ICSI). Kurz nach Theos Geburt verlässt der Vater die Familie.

Im Spiel stellt Theo Phantasien bezüglich eines Kämpfens um Reproduktion, wertvolles reproduktives Material und Elternschaft dar. Die Rache der Kinder am König habe ich als unbewusste Phantasie verstanden, die Kinder hätten den Vater vertrieben. Durch die Wendung vom passiven Erleiden in aktives Tun kann der seelische Schmerz darüber, vom Vater verlassen worden zu sein, abgewehrt werden.

Auch die siebenjährige Helene, die wegen Trennungsängsten und einem Autonomiekonflikt in Kinderpsychotherapie ist, beschäftigt sich in deren Rahmen mit Herkunftsfragen und Geschlechtsidentität:

> Helene wird mit den Gameten ihrer Eltern durch Intrazytoplasmatische Spermieninjektion (ICSI) gezeugt, worüber sie nicht Bescheid weiß. Ihre ängstlichen Eltern, die selbst auf keine positiven Erfahrungen mit Aufklärung zurückgreifen können, haben mit ihr noch nie über Sexualität gesprochen. Helene verfügt über keine adäquaten Worte für die Geschlechtsorgane, bezeichnet sie als »Lulu« und zeigt Unsicherheit bezüglich der Geschlechtsidentität.
>
> Im Spiel mit Stofftieren soll ich als Tierärztin einen Hund, den sie abwechselnd als Weibchen und dann wieder als Männchen bezeichnet, untersuchen, weil er Bauchweh hat. Es stellt sich heraus, dass er nicht krank ist, sondern ein Junges bekommt, dessen Geschlecht Helene ebenfalls ständig wechselnd benennt. Daraufhin soll ich feststellen, ob das Hundebaby ein Bub oder ein Mädchen ist, und ob es gesund ist. Als ich gemeinsam mit Helene herauszufinden versuche, welches Geschlecht das Hundebaby hat, zeigen sich ihre diesbezügliche Neugier, aber auch ihre Verwirrung und Sprachlosigkeit.
>
> Helene beschäftigt sich wahrscheinlich schon länger mit Herkunftsfragen. Da ihre Eltern aus eigener Betroffenheit das Thema gänzlich vermeiden, gibt es darüber keinen offenen Dialog. Helene kennt sich bezüglich Schwangerschaft nicht genau aus, hat aber eine Ahnung und Theorien darüber, was im Bauch passiert. Sie verbindet die Vorgänge mit Ängsten vor Schmerzen und Krankheit, was sie verunsichert und verwirrt.[75]

75 Vgl. Lebersorger 2017b, S. 527ff.; 2018b, S. 628ff.

Der Familienroman

Überlegungen zur kindlichen Vorstellung, andere Eltern oder Geschwister zu haben, helfen die psychischen Herausforderungen, die mit multipler Elternschaft verbunden sind, zu verstehen. Sigmund Freud befasst sich bereits 1909 mit Phantasien zu Familienbeziehungen, die zum normalen Entwicklungsverlauf gehören.[76] Er beschreibt Tagträume von Kindern und Adoleszenten, die um die Abstammung kreisen und nennt sie »Familienroman«. Solche Phantasiebildungen treten auf, um Kinder oder Jugendliche psychisch zu entlasten. Freud beschreibt zwei unterschiedliche Stadien. Im ersten entidealisiert das Kind seine Eltern, wenn es Konflikte mit ihnen hat oder Ärger über sie empfindet, und phantasiert, dass es aus einer anderen, besseren Familie stammen würde. Damit führt es seine Aggression ab und sehnt sich nach seiner ganz frühen Zeit, in der es die Eltern idealisierte. Das Kind macht sich in dieser Vorstellung zum Adoptivkind. Diese Phantasie äußert auch Valerie ihren Eltern gegenüber, über die ich in Kapitel 6 berichte. Sie ist nicht darüber aufgeklärt, künstlich gezeugt worden zu sein, ahnt aber, dass es eine Besonderheit bezüglich ihrer Herkunft gibt, und macht sich eigene Gedanken dazu.

Die Phantasien der ersten Stufe des Familienromans betreffen im Unterschied zur zweiten nicht die sexuelle Beziehung der Eltern. Auf dieser stellt sich das Kind nach einem Konflikt mit dem Vater vor, seine Mutter sei mit einem besseren Mann fremdgegangen, sodass es für den Vater zum Stiefkind wird und sich von den Geschwistern abhebt:

> »Kommt dann die Kenntnis der verschiedenartigen sexuellen Beziehungen von Vater und Mutter dazu, begreift das Kind, dass *pater semper incertus est*, während die Mutter *certissima* ist, so erfährt der Familienroman eine eigentümliche Einschränkung: er begnügt sich nämlich damit, den Vater zu erhöhen, die Abkunft von der Mutter aber als etwas Unabänderliches nicht weiter in Zweifel zu ziehen.« (Freud 1909a, S. 229f.)

76 Vgl. Freud 1909a.

Freud folgert, dass es durch diese Vorstellung inzestuöse Beziehungen zu seinen Geschwistern phantasieren kann, ohne dabei Schuldgefühle zu empfinden.

Im Zeitalter assistierter Reproduktion ist die Sicherheit bezüglich der biologischen Mutter nicht mehr gegeben, wodurch das Kind beide Eltern als andere phantasieren kann, wie auf der ersten Stufe.[77] Erfährt der Familienroman eine Realisierung durch anonyme biologische Andere, so bestehen Ängste vor realem Inzest gegenüber den unbekannten Erzeugern und Erzeugerinnen sowie den potenziellen Voll- und Halbgeschwistern, und der Familienroman entlastet nicht von Schuldgefühlen aufgrund inzestuöser Phantasien.

Die 1988 mit Samen des Spenders Nummer 150 in den USA gezeugte Rachelle sagt im Film *Samenspender unbekannt* (2011):[78]

> »Ich hab es immer im Hinterkopf. Diejenigen von uns, die mit dem Wissen aufgewachsen sind, dass sie einen Samenspender als Vater haben, fragen sich jedes Mal, wenn sie sich für jemanden interessieren oder mit jemandem ausgehen, ist der mit mir verwandt? […] Ist der mein Bruder, mein Cousin oder vielleicht mein Onkel? Ich bin immer mit Männern ausgegangen, die nicht aus den USA, sondern aus Latein- oder Zentralamerika sind, nur um sicher zu gehen, dass ich mir darüber keine Gedanken machen muss. Da ist es sehr unwahrscheinlich, dass wir blutsverwandt sind.«

Als weitere Problematik anonymer Spenden sehen Oelsner und Lehmkuhl eine Idealisierung der unbekannten genetischen Eltern, weil keine Realitätsprüfung dieser unbewussten Familienroman-Phantasien stattfinden kann.[79]

77 Ansermet 2017, S. 76.

78 Online: https://kuckucksvater.wordpress.com/2012/12/09/samenspender-unbekannt-doku-auf-arte-09-12-2012/ [15. April 2022].

79 Oelsner & Lehmkuhl 2017, S. 484.

3. Kinder im Kopf!

> Hannes hatte viele Kinder gewollt. Doch das Leben schuldet einem nichts, schon gar nicht die Erfüllung der Wünsche.
>
> *Wolff 2020, S. 48*

Das imaginäre Kind

Zum Verständnis der Palette an elterlichen Gefühlen und Reaktionen ihrem Baby gegenüber trägt das Konzept des »imaginären Kindes« bei.[80] Diese psychische Repräsentanz umfasst die Gesamtheit an verinnerlichten Wünschen, Erwartungen und Eigenschaften von sich selbst und anderen, aber auch Ängste und Befürchtungen. Im Kontext von Kinderwunschbehandlungen kommt ihm eine besondere Bedeutung zu.[81]

Jeder Mensch bildet unabhängig von realer Elternschaft Vorstellungen vom Wesen eines Kindes, die je nach Lebenssituation bewusst, vorbewusst oder verdrängt sind. Sie werden präsent, wenn sich Menschen verlieben, Familiengründung planen oder sich eine Schwangerschaft erwartet oder unerwartet einstellt. Ein Vorstellungskind ist schon früh im Leben in der Psyche repräsentiert und steten Wandlungen unterworfen, gemäß eigener Erfahrungen und Begegnungen mit den Menschen, mit denen ein gemeinsames Drittes phantasiert wird. Dieses imaginäre Kind ist in Beziehungsgestaltungen zu realen Kindern sehr wirkmächtig, weil es ab dem Kleinkindalter tief in der Seele verwurzelt ist. Vom Moment an, in dem Kinder

80 Vgl. Soulé 1990; Bürgin 1993; 1997; Schleske 1993; 1998.

81 Vgl. Lebersorger 2017a, S. 40; 2017b, S. 526.

Elternfunktion imitieren und spielerisch erweitern, bilden sich in ihnen Vorstellungen eines eigenen Kindes, wie dem Teddy, der sich füttern lässt, der Puppe, die zu Bett gebracht wird, oder dem Kind, das im Vater-Mutter-Kind-Rollenspiel gemaßregelt wird. Abhängig vom eigenen Beziehungserleben ab der frühesten Kindheit modifiziert sich das Vorstellungskind immer wieder und fällt zeitweise der Verdrängung anheim. Kinder, die betonen, selbst nicht Eltern werden zu wollen, haben überwiegend negative Eigenschaften eines imaginären Kindes verinnerlicht.[82]

Auch Adoleszente wünschen sich in einer Zeit, in der ihnen die körperlichen und geistigen Veränderungen eine hohe Integrationsleistung abverlangen, meist kein reales Kind. Sobald jedoch die Pubertät Elternschaft möglich macht, bekommt das imaginäre Kind bei jeder Verliebtheit Bedeutung. Daran zu denken ist ab dem Erlangen der Geschlechtsreife besonderes wichtig, um nicht beim Sammeln erster sexueller Erfahrungen ungewollt Eltern zu werden. Jugendliche, aber auch Erwachsene, die sich ihres imaginären Kindes bewusst sind, sind psychisch in der Lage, eine Schwangerschaft zu verhüten, wenn sie kein potenzielles gemeinsames Kind möchten.[83]

Spätestens wenn sich in einer Liebesbeziehung der Wunsch nach einem Kind einstellt, tritt das imaginäre Kind in den Vordergrund. Die Phantasien werden während einer Schwangerschaft umso deutlicher und idealerweise auch von den werdenden Eltern geteilt. Die ersten Kontakte mit dem realen Kind finden heute meist bereits im Rahmen der Pränataldiagnostik (PND) statt, lassen aber dem elterlichen Wünschen und Phantasieren noch einen Spielraum. Manche Eltern schaffen sich diesen bewusst, indem sie bei der Ultraschalluntersuchung das Geschlecht des Kindes nicht wissen wollen oder auf eingehendere diagnostische Möglichkeiten verzichten. Begegnen sich Eltern und Neugeborenes nach der Geburt erstmals ganz real, weicht das imaginäre Kind zurück, und Eltern und Baby vertiefen ihre reale Beziehung, die bereits intrauterin beginnt. Dabei gilt es, sich mit vertrauten und fremden Zügen des Neugeborenen auseinanderzusetzen.

82 Vgl. Lebersorger 2021b, S. 226f.

83 Vgl. Soulé 1990, S. 29.

Wenn das Baby aufgrund von biologisch Anderen real Fremdes in sich trägt, dann gehen manche Eltern nicht offen damit um. Ihr Verschweigen stellt einen Versuch da, das Fremde zu etwas Eigenem zu machen.[84] Zeigt sich jedoch eine große Diskrepanz zwischen dem imaginären und dem realen Kind, dann erschwert diese einen unbelasteten Beginn der Eltern-Kind-Beziehung. Eine besondere Herausforderung stellt dabei eine diagnostizierte Behinderung, durch ihre größtmögliche Diskrepanz zum Wunsch nach einem gesunden Kind, dar.[85] Elterliche Wünsche und Erwartungen begleiten das Kind in jeder Lebensphase, wobei es wesentlich ist, dass sie flexibel bleiben, sowie reflektiert und dem Kind nicht übergestülpt werden.

Das imaginäre Kind ist in jeder Eltern-Kind-Beziehung bedeutsam, das Zurücknehmen der Wunschvorstellungen ist nach Kinderwunschbehandlungen aber erschwert.[86] Das deutschsprachige reproduktionsmedizinische Angebot verstärkt elterliche Erwartungen, indem den »Wunscheltern« ihr »Wunschkind« nach einer »Kinderwunschbehandlung« in »Kinderwunschkliniken« oder »-zentren« versprochen wird. Während früher vom »Retortenbaby« und von »künstlicher Befruchtung« gesprochen wurde, hat sich die Reproduktionsmedizin ganz dem elterlichen Wünschen angepasst. Das veränderte Wording verdrängt die Technisierung des Zeugungsprozesses aus dem Bewusstsein der Wunscheltern.[87] Dies führt immer wieder dazu, dass Eltern unrealistische Idealvorstellungen ihrem Kind gegenüber hegen. Bei normativen Entwicklungskrisen suchen verunsicherte Eltern dann Beratung auf. Ihre diesbezügliche Irritation betrifft beispielsweise Trotzreaktionen im Rahmen des kindlichen Strebens nach Autonomie, emotionale Unausgeglichenheit durch den Reifungsschub, der sich im ersten Gestaltwandel um das sechste Lebensjahr zeigt, oder adoleszente Krisen im Rahmen des zweiten Gestaltwandels der Pubertät.

84 Vgl. Cramer & Palacio-Espasa 2009, S. 55.
85 Vgl. Lebersorger 2021a, S. 20ff.; 2021c, S. 281ff.
86 Vgl. Sobanski 2021, S. 213.
87 Vgl. Binder-Klinsing 2014, S. 152.

Die Eltern der zweieinhalbjährigen Theresa wenden sich besorgt an mich, weil sie häufig Trotzverhalten und seit der Geburt ihres fünf Monate alten Bruders auch Eifersuchtsreaktionen zeigt. Sie können nicht verstehen, warum Theresa, die nach langjährigem Kinderwunsch mittels klassischer IVF gezeugt wurde, plötzlich Probleme macht, und äußern sich enttäuscht und auch verärgert. Den Eltern ist vor allem die Geschwisterrivalität nicht nachvollziehbar, nachdem sich Theresa schon sehr auf das Baby gefreut hat. Theresa erweist sich in der Untersuchungssituation mit den Eltern und alleine mit mir als gut kontaktfähiges, altersmäßig leicht vorsprüngig entwickeltes Mädchen, das im symbolischen Spiel die Babypuppen liebevoll versorgt. Damit drückt sie ihre Identifizierung mit der mütterlichen Funktion aus, die aggressive Strebungen in den Hintergrund treten lässt. Sie erzählt von ihrem Babybruder, und als ich bemerke, dass Babys auch manchmal nerven, schaut sie mich an und nickt. In mehreren Elterngesprächen gebe ich Raum für die Enttäuschungen über Theresas Verhalten, die Erwartungen an sie, aber auch die Belastungen der Mutter durch die Kinderwunschbehandlungen und die mütterliche Erschöpfung mit zwei Kleinkindern, bevor ich den Eltern die erfreuliche Mitteilung gebe, dass das Verhalten ihrer Tochter ganz im Rahmen altersgemäßer Herausforderungen zu sehen ist. Wir sprechen über Trotz- und Oppositionstendenzen in dieser Entwicklungsphase, aber auch darüber, dass Geschwisterrivalität etwas Normales sei. Sie zeigt, dass Theresa ihre Gefühle nicht zu unterdrücken braucht, was ich positiv erachte. Wir erarbeiten ein förderliches Umgehen durch die Anerkennung sowohl positiver als auch negativer Gefühle dem Bruder und den Eltern gegenüber, deren Verbalisierung und Kanalisierung. So äußert auch die Mutter in Folge Theresa gegenüber, wie anstrengend ihr Babybruder sei, wenn er schreit und sich nicht beruhigt. Das wiederum gibt Theresa die Möglichkeit, sich auch in ihren negativen Gefühlen von der Mutter verstanden und mit ihr verbunden zu fühlen. Die Eltern benennen Theresas Gefühle, wenn sie zornig ist, und bieten ihr bewusst Aktivitäten für sie alleine an. Die Situation entspannt sich durch das Erarbeiten von Verständnis für die kindliche Gefühlswelt, Toleranz und realistischen Erwartungen.

Diskrepanzen zum Vorstellungskind

Jahrelange reproduktionsmedizinische Erfahrungen und der biotechnische Fortschritt tragen dazu bei, dass es wesentlich seltener zu Mehrlingsschwangerschaften, Frühgeburtlichkeit und Fehlbildungen kommt als in den Pionierjahren. Sie treten aber noch immer häufiger auf als bei natürlicher Empfängnis.[88] Die New Yorker Psychoanalytikerinnen Steinberg und Kraemer sprechen von der »Schattenseite von ART«, auf die Eltern meist nicht vorbereitet sind, wenn ihr Baby nach Frühgeburtlichkeit oder aufgrund von Erkrankungen intensivmedizinisch betreut werden muss. Sie betonen, dass die Diskrepanz zwischen dem imaginären und dem realen Kind, dem die Eltern auf der neonatologischen Intensivstation begegnen, traumatisierend sein kann. Meist setzen Eltern omnipotente Hoffnungen in die Kinderwunschbehandlung und sind über die medizintechnischen Möglichkeiten bestens informiert, viel weniger jedoch über die möglichen Risiken.[89] Mit den körperlichen und emotionalen Folgen sind alle Professionen, die in der frühen Kindheit tätig sind, befasst.

Mehrlingsschwangerschaften stellen ein erhöhtes Risiko für die Kinder dar und nach der Geburt eine enorme Belastung für ihre Eltern. Diese ist nicht nur bei wochenlangen Aufenthalten auf Neugeborenen-Intensivstationen gegeben, sondern auch durch die vielen doppelt, drei- und vielfach zu leistenden Pflegehandlungen in den ersten Lebensjahren. So meint die US-Amerikanerin Vanessa Soman, die mit ihrem Mann mit Hilfe einer Leihmutter Drillinge bekommen hat, am Ende des Dokumentarfilms *Future Baby* von Maria Arlamovski erschöpft: »Be careful what you ask for, because you might get it!« (Sei vorsichtig mit dem, was du dir wünscht, denn es könnte in Erfüllung gehen! Übersetzung KJL)[90]

Mehrlingsschwangerschaften sind oftmals mit Frühgeburtlichkeit, mehrwöchigen Aufenthalten auf der Neonatologie und den Belastungen

88 Vgl. Kowalcek 2002, S. 90; 2004, S. 14; Seeber & Zippl 2019, S. 42; Strohmer 2021, S. 37; Wischmann 2008, S. 330; Zeller-Steinbrich 2010, S. 180.

89 Steinberg & Kraemer 2016, S. 137f.

90 Online: http://www.geyrhalterfilm.com/future_baby [7. Februar 2022].

engmaschiger neuropädiatrischer Kontrollen sowie regelmäßiger funktioneller Therapien verbunden, sobald die Kinder in häusliche Pflege entlassen werden.

Die Eltern von Drillingen kommen aufgrund der Empfehlung eines Kinderspitals alleine zum Erstgespräch. Sie suchen Beratung, weil jener ihrer drei Söhne, der im dritten Lebensjahr den größten Entwicklungsrückstand zeigt, unruhig und eifersüchtig auf seine Brüder ist. Er haut auf sie ein und beißt sie, wenn er etwas nicht erreichen kann. Die Eltern schildern einen hoch belasteten Familienalltag. Beide kamen im jungen Erwachsenenalter zum Arbeiten nach Wien, wo sie wenig familiäre Unterstützung haben. Die Drillingsschwangerschaft kommt nach längerem Warten auf ein Kind durch Hormonstimulation zustande. Während der Reproduktionsmediziner laut Mutter vor der Empfängnis die Möglichkeit einer Embryonenreduktion bei Mehrlingsschwangerschaft anspricht, wird diese danach nicht mehr empfohlen. Die Mutter berichtet, dass sich gleich zu Beginn Blutungen einstellten, derentwegen ihr Bettruhe verordnet wird. Nierenprobleme und Wasseransammlung in ihrem Körper führen zu einer Notsectio in der 27. Schwangerschaftswoche. Die Drillinge werden mit einem Geburtsgewicht knapp unter 1.000 Gramm geboren. Sie verbringen die ersten zwei Monate auf der neonatologischen Intensivstation und einen weiteren Monat auf der Säuglingsstation. Nach der Entlassung kommt es zu Ernährungsproblemen und zahlreichen respiratorischen Infekten, die eine erneute Hospitalisierung notwendig machen. Alle drei Babys benötigen im ersten Lebensjahr Operationen wegen Leistenbruchs. Sie befinden sich in laufenden neuropädiatrischen Kontrollen und in Physiotherapie. Die Eltern erleben die zahlreichen Termine als permanente Überforderung.

Die Eingewöhnung in die Kinderkrippe nach dem zweiten Geburtstag gestaltet sich aufgrund heftiger Trennungsängste und ständiger erneuter Infekte äußerst langwierig und belastend, sodass die Mutter ihre Arbeit kündigt. Als ich einen Termin mit der ganzen Familie und einen weiteren mit den Eltern und dem Kind, das die meisten Probleme bereitet, vorschlage, sagen die Eltern, dass es ihnen aufgrund der vielen anderen Behandlungen nicht möglich sei, auch zu mir zu kommen. So können die Zusammenhänge des Verhaltens mit vorsprachlichem Erleben, das von notwendigen invasiven Behandlungen dominiert war und zu Ängsten führte, sowie die Rivalität mit den Geschwistern um die Zuwendung der erschöpften Eltern nicht erarbeitet werden.[91] Ich vermittle den Eltern weiterführende Gespräche mit einer Kollegin in der Institution, in der alle Kinder funktionelle Therapien erhalten, begleitende Elternberatung bis jetzt aber noch nicht angeboten wurde.

Die Möglichkeit, durch eine pränatale Reduktion von Föten die Überlebens- und Entwicklungschancen eines oder zweier Kinder zu erhöhen, stellt Eltern vor ein schier unlösbares emotionales Dilemma. Maria Stammler-Safar und Katharina Leithner-Dziubas zeigen in einer Studie, dass postpartal erheblich weniger Belastungen für Eltern und Kinder bestehen, wenn bei Drillingsschwangerschaften eine Embryonenreduktion erfolgt, sofern es eine psychische Begleitung vor, während und nach dem Eingriff gibt. Für die kindliche Entwicklung sind die längere Schwangerschaftsdauer, die geringere Rate von Frühgeburten und Kaiserschnittentbindungen sowie kürzere Aufenthalte in einer neonatologischen Abteilung günstig. Die Mütter nehmen früher ihre Berufstätigkeit auf als Drillingsmütter.[92]

Auch später benötigen die überlebenden Mehrlinge und ihre Eltern bezüglich der phantasmatischen Auswirkungen der Embryonenreduktion Unterstützung, um den Verlust emotional zu integrieren und ein altersgemäßes Narrativ zu vermitteln.[93]

Bei Fehlbildungen benötigen die Kinder nach der Geburt korrigierende Operationen, regelmäßige fachärztliche Kontrollen und oftmals funktionelle Therapien. In diesem Kontext berichten Eltern immer wieder von einem enormen ärztlichen Druck, die Schwangerschaft zu beenden und rasch solche existentiellen Entscheidungen zu treffen.[94]

91 Vgl. Ahlheim & Israel 2013, S. 334ff.; Gurschler 2021, S. 37ff.
92 Vgl. Stammler-Safar & Leither-Dziubas 2019; Leithner et al. 2020.
93 Vgl. Austermann & Austermann 2006, S. 56f.
94 Vgl. Sobanski 2021, S. 210.

Almas Eltern erfahren in der 20. Schwangerschaftswoche, dass ihre Tochter mit Spina Bifida, einer Fehlbildung im Bereich der Wirbelsäule und des Rückenmarks geboren wird. Der diagnostizierende Gynäkologe spricht laut Mutter von einer schweren Mehrfachbehinderung und empfiehlt mit Nachdruck einen Spätabbruch der Schwangerschaft. Da die Eltern bereits mehrere Behandlungszyklen hinter sich hatten, die zu keiner Schwangerschaft führten, entscheiden sie sich für ihr Kind. Als extrem belastend erleben sie bei weiteren Untersuchungsterminen mehrfach die Missbilligung ihrer Entscheidung, wobei ärztlicherseits auch gesundheitsökonomische Argumente für eine Beendigung der Schwangerschaft vorgebracht werden. Die Familie vernetzt sich bereits pränatal mit einer Selbsthilfegruppe für Kinder mit Spina Bifida und Hydrocephalus. Die Mutter berichtet, dass sie dort drei Familien kennenlernte, deren Kinder ebenfalls nach künstlicher Befruchtung mit Spina Bifida geboren wurden. Die besonderen Herausforderungen für Alma und ihre Eltern stelle ich in Kapitel 9 dar.

Auch chromosomale Abweichungen, wie Trisomie 21, treten nach künstlicher Befruchtung auf und lassen das imaginäre Kind nur schwer in den Hintergrund treten. Aus ganz unterschiedlichen Motiven entscheiden sich Eltern für ihr Baby mit Down-Syndrom und gegen einen Spätabbruch:[95]

Eltern kommen in die Down-Syndrom Ambulanz zur Pränatalberatung, da sie in der 18. Schwangerschaftswoche von der Trisomie 21 ihres Babys, das mit intrazytoplasmatischer Spermieninjektion (ICSI) gezeugt wurde, erfahren haben. Sie sind zutiefst erschüttert und berichten, dass sich die Schwangerschaft gleich mit dem ersten Behandlungszyklus einstellte, so wie auch bei der ersten Kinderwunschbehandlung die Schwangerschaft mit ihrer mittlerweilen dreijährigen Tochter. Beide haben sich trotz Zukunftsängsten bereits für die Weiterführung der Schwangerschaft und gegen deren Spätabbruch entschieden und möchten alle Fragen, die sie beschäftigen, besprechen. Ausschlaggebend für

95 Vgl. Lebersorger 2021a, S. 28ff.

ihre Entscheidung ist, dass sie keinen Unterschied zwischen ihren beiden Kindern machen möchten. Sie wüssten auch keine Erklärung für ihre Erstgeborene, die sich bereits auf das Baby freue.

Der Vater bemerkt, dass er sich wohl von dem Wunsch verabschieden müsse, auch sein zweites Kind in den tollen bilingualen Kindergarten zu schicken, den die Eltern für ihre Tochter gefunden haben. Noch schwerer wiege aber die Vorstellung, dass es einmal nicht studieren können werde wie die Eltern und die Schwester. Ich benenne die Gefühle der Enttäuschung, Wut und Trauer, die augenblicklich dominieren, ermutige den Vater aber auch, sich über eine bestehende Integrationsgruppe oder die Möglichkeit einer Einzelintegration im Kindergarten der Schwester zu erkundigen. Ebenso vermittle ich den Eltern, dass viele Kinder mit Down-Syndrom zweisprachig aufwachsen und sich in beiden Sprachen verständigen können. Die Mutter äußert sich enttäuscht von der künstlichen Befruchtung, der gegenüber ihr Vertrauen nach der ersten sogleich wunscherfüllenden Erfahrung so groß war. Die Eltern vernehmen erstaunt, dass zunehmend mehr Familien nach assistierter Reproduktion zur Beratung kommen und sich, so wie sie, für ihr Baby mit Down-Syndrom entscheiden.

So wie auch die Eltern von Zwillingen, die sich im Rahmen der Pränatalberatung über Zukunftsperspektiven informieren möchten. Sie freuten sich nach drei vergeblichen In-vitro-Fertilisationsversuchen über das Zustandekommen der Schwangerschaft. Im Rahmen der Pränataldiagnostik erfahren sie, dass ein Zwilling das Down-Syndrom hat und werden bezüglich dessen möglicher intrauteriner Abtötung beraten. Mit einem solchen Fetozid ist jedoch das Risiko einer Fehlgeburt beider Kinder verbunden. Obwohl die Eltern durch die Diagnose geschockt und tief verunsichert sind, wie sie es mit zwei Babys schaffen werden, von denen eines behindert ist, wollen sie das Risiko, beide Föten zu verlieren, nach ihrem so lang, unerfüllten Kinderwunsch nicht eingehen. Im geschützten Setting äußern sie Ärger und Traurigkeit über ihr Schicksal, das ihnen solche Herausforderungen auferlegt.

Bei jeder Diskrepanz zwischen dem imaginären und dem realen Kind stellen Beratungsgespräche einen Denkraum zur Verfügung, in dem alle negativen Gedanken und Emotionen Platz finden und gemeinsam ausgehalten werden, wie vom englischen Kinderarzt und Psychoanalytiker Donald Winnicott in seinem Konzept der »Haltefunktion« oder »holding function« beschrieben.[96] Ausgehend vom Erleben, dass Unerträgliches im psychotherapeutischen Gespräch ausgehalten werden kann, erfolgt ein langsamer Abstand von den Wunschvorstellungen. Ich vermittle den Eltern, dass es psychische Schwerstarbeit ist, sich liebend dem realen Kind zuzuwenden und parallel dazu den Verlust des imaginären Kindes, das so ganz anders ist, als sie es sich vorgestellt haben, zu betrauern und sich zu verabschieden.[97]

Das imaginäre Kind der medizinischen Fachkräfte ist ein gesundes Kind nach einer risikolosen Schwangerschaft. Zeigen sich in der Pränataldiagnostik Auffälligkeiten, so sind werdende Eltern oftmals einem Zeitdruck ausgesetzt, eine Entscheidung bezüglich Embryonenreduktion oder Spätabbruch möglichst rasch zu fällen. Für solche existenziellen Schritte gibt es im klinischen Alltag viel zu selten standardmäßig angebotene psychologisch-psychotherapeutische Begleitung.[98]

96 Vgl. Winnicott 1984, S. 317.
97 Vgl. Turisnky 2006, S. 69.
98 Sobanski 2021, S. 209.

4. Wir leben in Dreiecken!

> Hollis war nichts als ein Produkt. Sie war »fabriziert« worden, schnell, kalt und unpersönlich. Ihre Existenz hatte rein gar nichts mit Liebe zu tun.
>
> *Friend 2017, S. 14*

Bedeutsame Andere

Die heute zur Verfügung stehenden Reproduktionstechnologien ermöglichen verschiedenste Familienkonstellationen mit unterschiedlichen Herausforderungen. Allen gemeinsam ist, dass dadurch die Beziehungsebenen real und phantasmatisch geöffnet werden. So treten in die intime Zweierkonstellation des Zeugungsakts ReproduktionsmedizinerInnen, EmbryologInnen, GenetikerInnen und LaborantInnen als behandelnde Personen. Gegenüber den Wunscheltern wird das Behandlungsteam meist durch den fallführenden Reproduktionsmediziner oder die Reproduktionsmedizinerin repräsentiert. Sie erweitern die Paardyade zu einer Triade und lösen bewusste und unbewusste Wünsche und Phantasien aus. Männer berichten, dass sie den behandelnden Arzt oft als potenten Rivalen erleben, während ihnen die Rolle eines Statisten oder Voyeurs zukommt.[99] Unterschiedliche bewusste und unbewusste Vorstellungen und Erwartungen finden sich auch bei den Frauen gegenüber dem Reproduktionsmediziner.[100]

99 Metzger 2017, S. 263.
100 Vgl. Springer-Kremsner 2001, S. 126.

> Frau A. berichtet, dass sich am Ende des ersten Beratungsgesprächs, das in der Kinderwunschklinik mit einem Gynäkologen stattfand, die Tür öffnete und sich eine Optimismus versprühende Humanbiologin mit den Worten »Ich bin die *Kindermacherin*!« vorstellte. Dies irritierte Frau A. zutiefst, weil sie das Bild hatte, dass der gesprächsführende Arzt, den sie sympathisch fand, die Befruchtung vornehmen würde. Sie und ihr Mann entschieden daraufhin, die Klinik zu wechseln.

Bei der Verwendung von Keimzell- und Embryonenspenden oder der Auslagerung der Schwangerschaft in eine Leihmutter vergrößert sich die Zahl der an der Entstehung eines Kindes beteiligten Personen erneut. Diane Ehrensaft bezeichnet alle AkteurInnen als »birth others«.[101] Im Deutschen habe ich dafür den Ausdruck »bedeutsame Andere« gewählt.[102]

Da die meisten Menschen das klassische Familienmodell Vater-Mutter-Kind verinnerlicht haben und bevorzugen, ist die Anerkennung der Bedeutung aller ProtagonistInnen und ihre Miteinbeziehung in die Familiengeschichte psychisch nicht einfach. Dies fordert von allen Familienmitgliedern eine hohe Integrationsleistung.[103] Sogenannte »multiple Elternschaft« ist immer dann gegeben, wenn mehr als zwei Personen an der Entstehung und/oder am Aufziehen eines Kindes beteiligt sind. Die Beiträge von allen sind für die Entwicklung und Identitätsfindung des Kindes bedeutend, sodass es keine »richtigen« und »falschen« Eltern gibt. Das bringt Diane Ehrensaft auf den Punkt, indem sie Donald Winnicott paraphrasiert, der festhält, dass es psychodynamisch kein Baby ohne seine Mutter gibt:

> »There is no infant without all the parties who make the child and all the parties who raise the child.« (Ehrensaft 2000, S. 395)
> (»Es gibt kein Kind ohne alle, die an seiner Entstehung und seinem Aufwachsen beteiligt sind.« Übersetzung KJL)

101 Ehrensaft 2008, S. 5.
102 Lebersorger 2017b, S. 515.
103 Metzger 2017, S. 267.

Trotzdem verunsichert die dominierende und zunehmend überholte Vorstellung von den »richtigen« biologischen und den »falschen« sozialen Eltern viele Menschen in Elternfunktion, auch in Patchwork-, Regenbogen-, Adoptiv- und Pflegefamilien. Um multiple Elternschaft selbstsicher und vorwiegend angstfrei zu leben bedarf es der durch Triangulierungserfahrung gewonnenen triadischen Kompetenz.

Triadische Kompetenz

Wir befinden uns von Beginn des Lebens an in Dreierkonstellationen, da es zwei Geschlechter benötigt, um ein Kind als Drittes zu erschaffen.[104] Die Triade bietet dem Baby ab der Geburt zwei unterschiedliche Beziehungserfahrungen, wenn beide Eltern zur Verfügung stehen. Sie verhindert die psychische Fixierung in der Zweierbeziehung mit der primären Bezugsperson, meist der Mutter. Wenn sie bewusst oder unbewusst die Ausschließlichkeit der Dyade zu ihrer psychischen Stabilisierung benötigt, erschwert sie die schrittweise Ablösung ihres Babys, seine Individuierung. Aus den wichtigen Momenten exklusiver Verbundenheit in der Mutter-Baby-Dyade, kann sich das Baby im Lauf seiner Entwicklung nur dann lösen, wenn sich seine Mutter auch dritten Personen zuwendet. Das Dritte ist in den meisten Familien sein Vater, bei gleichgeschlechtlichen Paaren der zweite Elternteil, der ebenfalls mit dem Baby in Beziehung steht. In einer solchen Konstellation macht das Kind unzählige dyadische und triadische Erfahrungen, die für sein späteres Leben, und damit für Elternschaft wesentlich sind. Ist eine alleinstehende Mutter nur auf ihr Kind bezogen, ohne Beziehungen zu anderen Erwachsenen einzugehen oder den abwesenden Vater als Dritten psychisch repräsentiert zu haben, besteht für das Kind ein potenzielles Entwicklungsrisiko. Die Angst vor psychischer

104 Vgl. Bürgin 1997; 1998; von Klitzing 1998; 2002.

Vereinnahmung wehren manche Kinder mit Rückzug, andere mit aggressiver Abgrenzung ab.[105]

Ab dem Moment, in dem sich das Streben des Kleinkinds nach der Beherrschung des eigenen Körpers zunehmend seiner Umwelt zuwendet, beginnt es Interesse an den Beziehungen seiner Eltern zu entwickeln. Es erlebt nicht nur seine jeweils individuelle Beziehung zu ihnen, sondern beobachtet auch deren Bezogenheit aufeinander. Es beginnt sich nun, je nach Alter und Temperament, in diese Beziehung hineinzureklamieren. Sigmund Freud konzipierte auf Basis des kindlichen Phantasierens, Rivalisierens, Identifizierens und Aufschiebens seiner Wünsche den Ödipuskomplex.[106] In der klassischen ödipalen Konstellation wünscht das Kind die Position des gleichgeschlechtlichen Elternteils einzunehmen. Es rivalisiert mit ihm um die Zuwendung des gegengeschlechtlichen Elternteils und fordert diese oft mit großer Vehemenz ein. Wenn die Eltern ihrem Kind, ohne es zurückzuweisen oder zu beschämen, vermitteln, dass sie eine Beziehungsebene verbindet, von der es ausgeschlossen ist, dass sie es aber trotzdem lieben, kann das Kind zunehmend sein Begehren aufgeben. Es identifiziert sich mit dem gleichgeschlechtlichen Elternteil und schiebt seine Wünsche auf die Zeit auf, in der es selbst erwachsen ist. Indem es sich mit den Eltern identifiziert, verinnerlicht es auch deren Wertvorstellungen, die sein Gewissen, das Über-Ich, formen. Im Kontext assistierter Reproduktion ist die erwachsene Gewissensinstanz gefordert, wenn gesetzlich verbotene Methoden zum Einsatz kommen. Freud weist darauf hin, dass es auch Konstellationen gibt, in denen der gleichgeschlechtliche Elternteil begehrt wird, und Melanie Klein zeigt, dass die phantasmatische Auseinandersetzung mit den Eltern bereits in frühester Kindheit beginnt.[107] Da heute mannigfaltige Familienformen existieren, finden sich viele Möglichkeiten des Erlebens, Begehrens, Identifizierens und Lösens der ödipalen Herausforderungen abseits von der klassischen Kernfamilie.[108]

105 Vgl. Hesse-Marx 2012, S. 178ff.; Hopf 2014, S. 339f., 343f.; Metzger 2013, S. 22.
106 Vgl. Freud 1905.
107 Vgl. Klein 1928.
108 Vgl. Ehrensaft 2014, S. 19ff.; Quindeaux 2017, S. 207ff.; Rotenberg & Agrest 2017, S. 121ff., Vaughn Heinemann 2006, S. 85ff.

Essentiell in der ödipalen Phase ist es, triadische Kompetenz zu entwickeln. Diese besteht darin, dass das Kind die Erfahrung macht, die Liebe seiner Eltern nicht zu verlieren, wenn sie sich einander zuwenden. Wenn Eltern liebevoll aufeinander und auf ihr Kind bezogen sind, wird es zunehmend angstfrei aushalten können, dass sie eine Form der Verbundenheit zueinander haben, in die es nicht miteinbezogen ist. Das Kind (KI) wird die Elternbeziehung beobachten können, erfahren, dass es selbst von ihnen beobachtet wird, und die Sicherheit gewinnen, dass seine Beziehungen zu ihnen weiter bestehen bleiben und durch die Abwendung nicht verloren gehen.[109] Die Sicherheit und das Beobachten zeichnen triadische Kompetenz aus, die in allen Dreieckskonstellationen, daher auch bei Famliengründung, wichtig ist: Eine triadisch kompetente Mutter (MU) wird auf die Beziehung ihres Babys zum Vater (VA) wohlwollend blicken und sie fördern, ohne dass sie in heftiges Rivalisieren tritt oder Angst vor der Abwendung ihres Kindes hegt. Genauso wird ein triadisch kompetenter Vater die innige Beziehung zwischen Mutter und Baby begleiten, ohne dass in ihm Panik aufkommt, seine Partnerin könnte ihm verloren gehen. Dieser Prototyp der ödipalen Situation gilt auch für gleichgeschlechtliche Elternpersonen (EP).

Fig. 1:

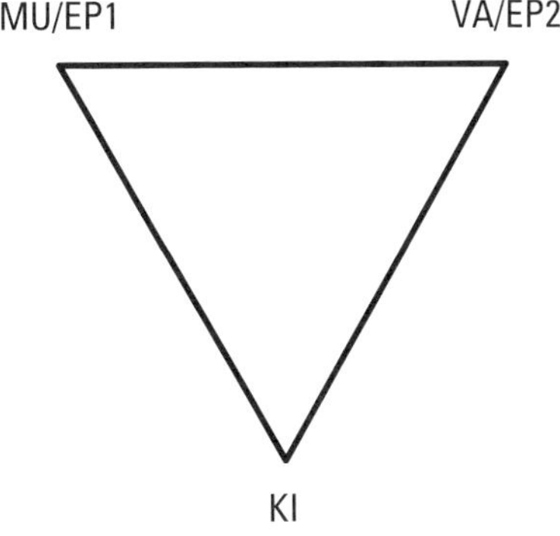

109 Britton 1989, S. 98f.

Reife Leistungen des Ichs, wie die triadische Kompetenz, werden bei psychischem Stress besonders herausgefordert und können dabei auch kurzfristig oder für längere Zeit verloren gehen. Stress ist bei unerfülltem Kinderwunsch und den damit verbundenen Belastungen gegeben. Um triadische Kompetenz aufrecht zu erhalten, wiederzugewinnen oder nachträglich zu entwickeln, ist die Auseinandersetzung mit den Emotionen, die bedeutsame Andere auslösen, zentral. Dazu sind Denkräume nötig, die eine psychologisch-psychotherapeutische Beratung öffnet.

Triaden und Polyaden

Beim Einsatz assistierter Reproduktionstechnologien, aber auch in Patchwork-, Regenbogen-, Adoptiv- oder Pflegefamilien wird das familiäre Dreieck zum Vieleck. In manchen Familien finden sich so viele AkteurInnen, dass Diane Ehrensaft vom »ödipalen Kreis« spricht, zu dem sich die familiäre Triade erweitert hat.[110] In diesem gibt es viele mögliche Dreiecksbeziehungen.

So muss ein Vater beispielsweise psychisch tolerieren, dass er im Dreieck mit Mutter und Reproduktionsmediziner (RM) zum Beobachter wird, wenn dieser das Kind zeugt und den Embryo in seine Partnerin transferiert (Fig. 2). Diese Öffnung der Beziehungsebene führt zu Phantasien, die oft dazu dienen, Gefühle der eigenen Unzulänglichkeit zu kompensieren.

> Der Vater des siebenjährigen Elias, der wegen Ängsten, die er motorisch abwehrt, vorgestellt wird, berichtet im Elterngespräch, dass er überzeugt gewesen wäre, Elias sei so lebendig, weil der Arzt bei der Intracytoplasmatischen Spermieninjektion seine beste Samenzelle mit der besten Eizelle zusammengebracht habe. Als sich die Eltern ein zweites Kind wünschen und beim selben Reproduktionsmediziner erneut eine

110 Ehrensaft 2014, S. 19ff.

Behandlung beginnen, ersucht ihn der Vater, dies wieder genauso zu handhaben. Daraufhin erinnert dieser etwas erstaunt die Eltern daran, dass die Schwangerschaft mit Elias nicht durch einen Embryo zustande gekommen ist, sondern dass drei Embryonen transferiert wurden. Von diesen hat sich einer eingenistet, weshalb kein Zusammenhang mit seiner Auswahl bestehen würde.

Ebenso ist es wichtig, dass die Mutter im Dreieck Mutter-Kind-Reproduktionsmediziner zulässt, dass sich das Kind später für die besondere Form seiner Entstehung interessiert und Fragen stellt (Fig. 3).

Fig. 2: Fig. 3:

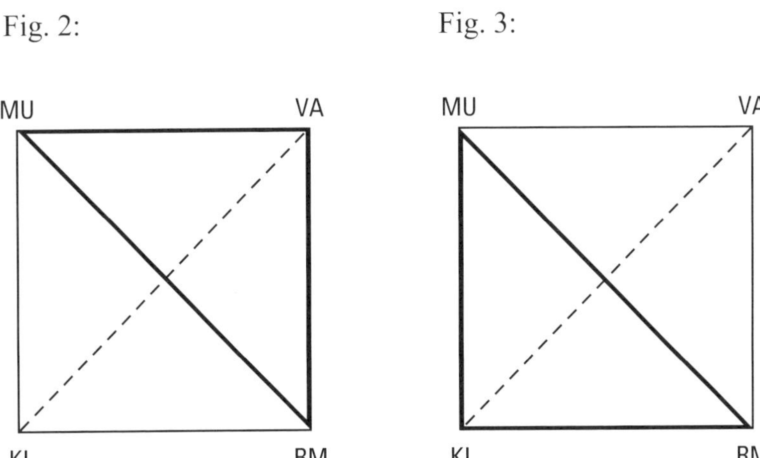

Bernard weist darauf hin, dass ein Vieleck schon bei Louise Brown, dem ersten Retortenbaby, bedeutsam war, das mit einem Embryologen und einem Gynäkologen drei Väter hat.[111]

Innerhalb des Fünfecks Mutter-Vater-Kind-Eizellspenderin-Reproduktionsmediziner ist eine der möglichen Dreiecksbeziehungen jene von Mutter, Vater und Eizellspenderin (ESP). Die Gefühle der Mutter der Spenderin gegenüber entscheiden, ob sie ertragen kann, dass ihr Partner durch einen

111 Bernard 2014, S. 376.

»technischen Seitensprung« mit der Spenderin verbunden ist (Fig. 4). Wie bei jedem realen Seitensprung werden auch beim virtuellen die oftmals tief verdrängten ödipalen Schmerzen des Kindes erinnert, das sich aus der Elternbeziehung ausgeschlossen fühlt. Sie können auch gegenüber SpenderInnen wiederbelebt werden.[112]

Bei Eizellspende trägt die gestationale und soziale Mutter ein genetisch fremdes Kind aus, was einer Embryonenadoption gleichkommt. Ihre triadische Kompetenz wird daher im Dreieck mit Eizellspenderin und Kind besonders herausgefordert (Fig. 5). Fremdheitsgefühle dem Fötus gegenüber führen oft zu enormer Ambivalenz während der Schwangerschaft und zu prä- und postnatalen Problemen im Beziehungsaufbau zum Kind.[113]

Fig. 4: Fig. 5:

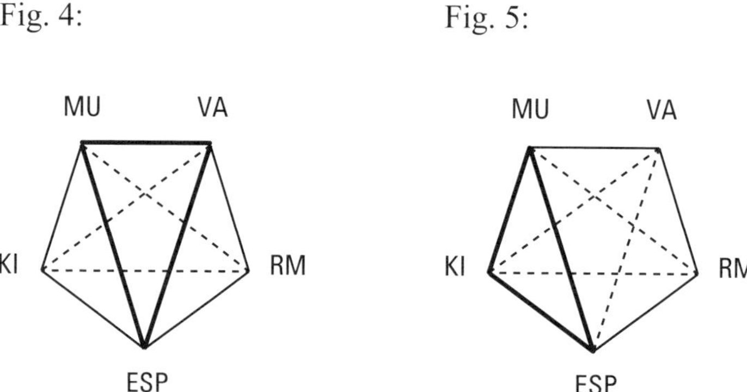

Im Rahmen der Supervision einer Erstvorstellung wurde ich mit folgender Konstellation befasst: Ein homosexuelles Paar sucht Beratung, weil sein drei Monate alter Sohn sehr unruhig ist. Einer der beiden Väter ist in Karenz (Elternzeit), der andere setzt seine Berufstätigkeit nach der kurzen Unterbrechung, in der das Paar sein Baby im Ausland abholte und nach Österreich brachte, fort. Es wurde gezeugt, indem eine Eizelle einer anonymen Spenderin mit dem Sperma des berufstätigen Vaters (VA1) befruchtet wurde, und von einer Leihmutter (LM) zur Welt gebracht.

112 Ehrensaft 2014, S. 36.

113 Ehrensaft 2007, S. 129; Tordy 2014, S. 49f.; Tordy & Riegler 2014, S. 251ff.; Weichberger & Lebersorger 2017, S. 372.

Sein Partner (VA2) hat von Anfang an geplant, die Betreuung des Kindes zu übernehmen.

Im Erstkontakt zeigt sich eine deutliche Spannung, da beide Väter heftig um ihren Sohn konkurrieren. Sie fallen sich ins Wort, wenn sie über ihre Familiengeschichte berichten, und diskutieren, wer ihn halten bzw. wickeln solle. Die Unruhe des Babys kann mit der mangelnden triadischen Kompetenz im Dreieck beider Väter mit ihrem Kind und der damit verbundenen Rivalität verstanden werden (Fig. 6). Große Irritation ist aber auch durch den abrupten Beziehungsabbruch zur Leihmutter gegeben, mit der sich das Baby und sein Erzeuger in einer weiteren Triade befinden und auf die es sich nicht mehr beziehen kann (Fig. 7). Die Zumutung, die eine Trennung des Neugeborenen von seiner Mutter darstellt, diskutiere ich in Kapitel 8.

Fig. 6:

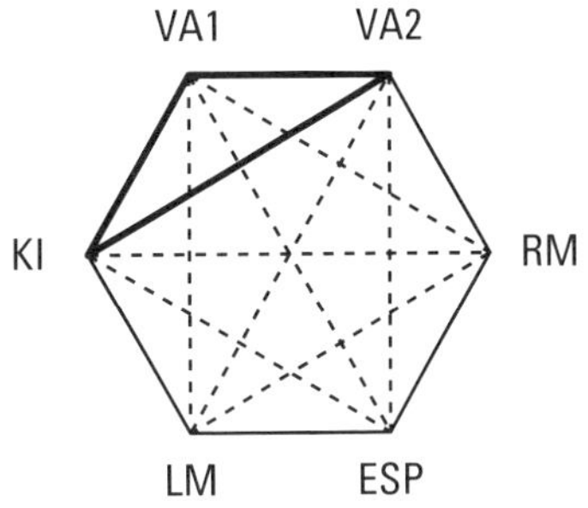

VA1 VA2
KI RM
LM ESP

Fig. 7:

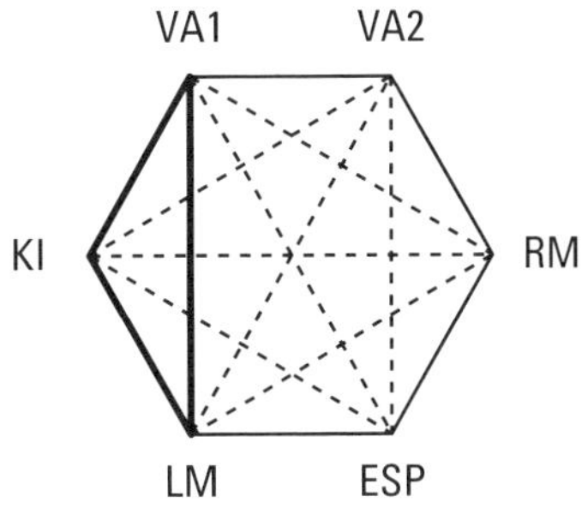

VA1 VA2
KI RM
LM ESP

Erfolgt bei lesbischen Paaren eine Schwangerschaft durch Insemination, besteht die Herausforderung der Partnerin, die nicht die gestationale Mutter ist, darin, sich psychisch als vollwertige Elternperson zu fühlen und wohlwollend die biologische Verbundenheit zwischen ihrer Partnerin, dem Kind und dem Samenspender zu integrieren. Da dies nicht ganz einfach ist, entscheiden sich lesbische Frauen oftmals, die biologische Mutterschaft zu teilen, indem die Eizelle einer Frau mit Spendersamen befruchtet und von ihrer Partnerin ausgetragen wird. Das stabile familiäre Dreieck hängt in dieser Konstellation davon ab, wie die genetische Mutter die gestationalen

Verbindungen ihres Kindes mit ihrer Partnerin besetzen und wertschätzen kann, um nicht in Rivalität zu verfallen, und umgekehrt. Ebenso finden sich Familien, in denen eine Frau das erste, die andere das nächste Kind bekommt. In den möglichen Dreiecken der Kinder zu ihren Müttern finden sich, so wie in allen Familien Potenziale für Rivalitäten. Es können Ängste vorherrschen, die Liebe einer Mutter zu verlieren, wenn sie sich dem Geschwister zuwendet, aber auch ein Rivalisieren der Mütter darüber, wem welches Kind mehr zugetan ist.

> Eine solche Komplexität, die schwierige psychische Integrationsleistungen notwendig macht, zeigt sich im Vieleck einer Familie, das Ehrensafts ödipalem Kreis sehr nahe kommt: Eine Frau und ein Trans-Mann leben mit ihrem acht Monate alten Sohn und dessen zehnjähriger Halbschwester im gemeinsamen Haushalt. Zur Zeugung des Babys wird die Eizelle der Frau, die als Trans-Mann und somit als sozialer Vater (VAMU) lebt, aber vorläufig keine Geschlechtsumwandlung vornehmen ließ, mit Samen eines nicht anonymen Spenders (SSP) befruchtet. Der Embryo wird von ihrer Partnerin, die seine gestationale und soziale Mutter (MU) ist, ausgetragen. Deren Tochter aus ihrer früheren Beziehung steht in regelmäßigem Kontakt mit ihrem Vater, dem Ex-Partner (EXP) der Mutter. Obwohl die Halbschwester (HS) bereits in einem Alter ist, in dem sie über triadische Kompetenz verfügen könnte, zeigt sie ausgeprägte Eifersucht ihrem Halbbruder gegenüber (Fig. 8), aber auch dem neuen Partner ihrer Mutter. Für das Baby wird in Zukunft bedeutsam sein, ob ihm sein sozialer Vater, der seine genetische Mutter ist, gestatten kann, sich sowohl für den Vater seiner Halbschwester, den es häufig sieht, als auch später für seinen Spender zu interessieren (Fig. 9).

Fig. 8:

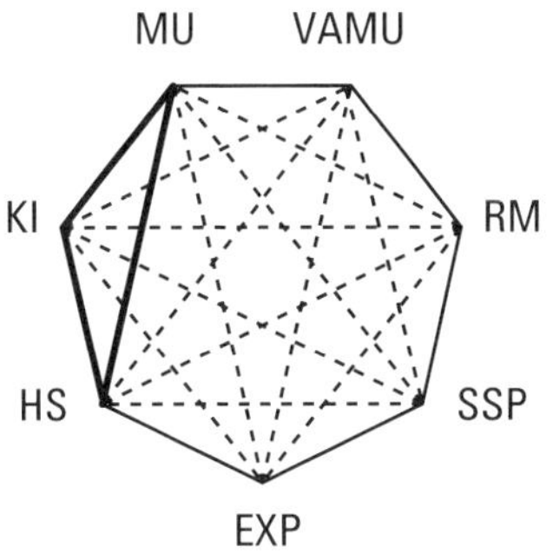

MU
VAMU
KI
RM
HS
SSP
EXP

Fig. 9:

MU
VAMU
KI
RM
HS
SSP
EXP

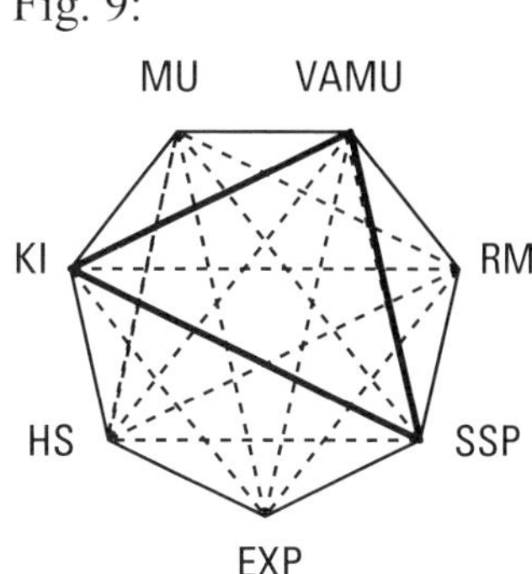

Nicht nur die triadische Kompetenz der Erwachsenen ist in komplexen Familiensystemen gefordert, sondern auch jene des Kindes. Auch es leistet psychische Arbeit, um für die bedeutsamen Anderen Platz in der ödipalen Polyade zu schaffen. Identifiziert es sich mit den räuberischen Phantasien seiner Eltern, so werden diese als böse und bedrohlich gefürchtet und abgelehnt. Dadurch erhält das Kind das ödipale Dreieck der Kernfamilie.[114] Das ödipale Dreieck wird auch geschützt, wenn Kinder aus Sorge um die Reaktionen ihrer Eltern ihre Neugier bezüglich bedeutsamer Anderer unterdrücken, keine Fragen stellen und nicht forschen. Dergestalt parentifiziert spüren sie, dass ihre Eltern über unzureichende triadische Kompetenz verfügen.[115]

114 Vgl. Ehrensaft 2008, S. 7.

115 Vgl. Oelsner & Lehmkuhl 2017, S. 487f.

5. Last statt Lust...

Fruchtbarkeit ist keine Schlacht, die es zu gewinnen gilt.

Obama 2018, S. 246

Bedeutsame Unterschiede

Das psychische Erleben der Kinderwunschbehandlung unterscheidet sich grundlegend abhängig von Indikation und Behandlungserfolg. Es macht psychisch einen Unterschied, ob eine Infertilität bei einem oder beiden Geschlechtern diagnostiziert wird, ein Ausbleiben einer Schwangerschaft ohne somatische Ursachen vorliegt, eine künstliche Befruchtung mit eigenen oder mit fremden Gameten stattfindet oder sich der Kinderwunsch fertiler Menschen unter Hinzunahme der Biologie des anderen Geschlechts erfüllen soll. Mit der Zahl der erfolglosen Behandlungszyklen steigen der psychische, oftmals auch der finanzielle Druck. Die körperlichen Belastungen der Behandlung sind in jeder Konstellation für Frauen bedeutend höher als für Männer. Die damit einhergehenden emotionalen Belastungen hängen von der individuellen psychischen Konstitution und den Bewältigungsmechanismen ab. Ein Verständnis der jeweiligen Gefühle, Vorstellungen und der Dynamik bewusster und unbewusster innerer Konflikte ist für deren Durcharbeitung unabdingbar, damit sich Eltern-Kind-Beziehungen entwickeln können, die vom Zeugungsprozess möglichst unbelastet sind.

Infertilität erschüttert

In einer Liebesbeziehung ist der Wunsch nach einem gemeinsamen Kind ein zutiefst prokreativer und genuiner. Eigene Kinder vermitteln ein Gefühl der Unsterblichkeit und nähren Omnipotenzphantasien, die Schöpfung selbst in die Hand zu nehmen.[116] Sie erfüllen das drängende Bedürfnis mit einem geliebten Menschen ein gemeinsames Drittes zu schaffen und stellen eine der Möglichkeiten dar, Generativität zu leben. Dieses von Erik Erikson beschriebene Entwicklungsziel für das Erwachsenenalter zeichnet sich dadurch aus, einen verantwortlichen Beitrag für die Gesellschaft und die nachfolgenden Generationen zu leisten.[117] Das Ausbleiben einer Schwangerschaft gehört zu den leidvollsten Erfahrungen im Erwachsenenleben und kann zu tiefen Identitätskrisen führen.[118] Menschen, die aus unterschiedlichen Gründen kinderlos sind, aber nie mit unerfülltem Kinderwunsch oder Infertilitätsdiagnosen konfrontiert waren, können sich stets als Eltern ihrer imaginären Kinder phantasieren und ihren fertilen Körper positiv besetzen. Das Erleben der eigenen Unfruchtbarkeit setzt den Phantasien ein jähes Ende und nimmt für manche Betroffene traumatische Ausmaße an.[119] Früher galt es, ein solches Schicksal zu akzeptieren oder den eigenen Kinderwunsch in einer neuen Partnerschaft, Pflege- oder Adoptivelternschaft zu verwirklichen. Heute bietet die Reproduktionsmedizin eine Fülle von Behandlungsoptionen, dennoch, wie der französische Philosoph Frédéric Worms feststellt, »[…] regelt die von der Technik gelieferte Lösung nicht alles« (2018, S. 237). Oftmals ist die seelische Verletzung so tief, dass sich Eltern nach einer Kinderwunschbehandlung weiterhin als unfruchtbar bezeichnen, obwohl sie Kinder haben.[120]

Jeder Mensch ist ein bio-psycho-soziales Wesen, dessen Einzigartigkeit sich durch das Zusammenwirken von körperlichen, seelischen und sozia-

116 Vgl. Freud 1923a, S. 60; 1924d, S. 400.
117 Vgl. Erikson 1992, S. 261f.; 1979, S. 117f.
118 Berger 1993, S. 370; Licht & Grossman 2019, S. 22.
119 Soulé 1990, S. 24; Springer-Kremser 1983, S. 69; Berger 2010, S. 130.
120 Vgl. Ansermet 2017, S. 10.

len Faktoren bildet. Für seine emotionale Stabilität ist es bedeutsam, sich auf den Körper verlassen zu können. Sigmund Freud weist darauf hin, dass das Ich zuerst ein körperliches ist.[121] Es entwickelt sich in stabilen Beziehungen zu den primären Bezugspersonen. Ein Säugling braucht Eltern, die seine rohen körperlichen Empfindungen, wie Schmerz, Getrenntheit und die damit verbundenen Ängste, mittels Körperkontakt, Spiegelung und verbale Beruhigung aushalten und aufnehmen können. Durch das körperliche und gedankliche Gehalten-Werden seiner Eltern ist es dem Baby möglich, unaushaltbare Zustände zu ertragen. Diese vom englischen Kinderarzt und Psychoanalytiker Donald Winnicott konzeptualisierte Haltefunktion (»holding function«, vgl. Kapitel 3, S. 54) verliert auch im späteren Leben nicht an Bedeutung, wenn in Krisensituationen unerträgliche Gefühle mit einer anderen Person geteilt und von ihr ausgehalten werden.[122] Wenn Eltern die unerträglichen Affekte des Säuglings in ihre Psyche aufnehmen, sich mit ihnen identifizieren und sie in Worte fassen, erlebt das Baby eine Beruhigung und Linderung. Wie bedeutsam dieses Aufnehmen und Transformieren als »Containment« auch im späteren Leben ist, hat der englische Psychoanalytiker Wilfred Bion dargestellt.[123] In sicheren Eltern-Kind-Beziehungen entwickeln sich durch das elterliche Halten und Aufnehmen der Affektzustände ihres Babys das Urvertrauen sowie die Fähigkeit des Denkens und der Affektregulation.[124]

Das psychische Gleichgewicht ist bei unerfülltem Kinderwunsch massiv herausgefordert. Jeder kennt Gefühle von Ärger oder Enttäuschung, wenn aufgrund eines banalen Infekts ein wichtiger Termin nicht wahrgenommen werden kann. Eine solche passagere Schwäche des Körpers ist nicht existenziell, ganz im Gegensatz zum Ausbleiben einer Schwangerschaft. Wenn der Körper in einer Partnerschaft versagt, werden die Liebe infrage gestellt und innere Konflikte aktiviert.[125] Meist stellt sich zunächst Verunsicherung ein, bevor, je nach Persönlichkeitsstruktur und

121 Freud 1923b, S. 253.
122 Vgl. Winnicott 1984, S. 317.
123 Vgl. Bion 1992.
124 Vgl. Diem-Wille 2007, S. 113ff.
125 Vgl. Springer-Kremser 1983, S. 70.

Lebenserfahrung, Angst, Ärger, Scham, Schuld, Trauer, Verzweiflung oder Neid auf all jene, die bereits Kinder haben, empfunden werden. Die Identität wird durch den Verlust des schöpferischen Potenzials des eigenen Körpers erschüttert.[126] Assistierte Zeugung verlangt auch ein Öffentlich-Machen der Sexualität, wofür oft geeignete Worte fehlen. Über zutiefst Persönliches wird im Rahmen des Behandlungsprozesses Auskunft gegeben und erhalten, was rationalisiert, aber auch mit Gefühlen der Unzulänglichkeit und Versagensängsten verbunden sein kann. Der amerikanische Schriftsteller und Arzt Khaled Hosseini beschreibt mit der jahrelangen Enttäuschung seines Protagonisten im Roman *Drachenläufer* das, was viele meiner PatientInnen berichten:

> »Die künstliche Befruchtung erwies sich als eine langwierige, umständliche, frustrierende und letztendlich erfolglose Angelegenheit. Nach monatelangem Herumsitzen in Wartezimmern [...], nach endlosen kalten und sterilen Untersuchungsräumen, die nur von Neonlampen beleuchtet waren, der wiederholten Demütigung, jedes Detail unseres Liebeslebens mit einem völlig Fremden diskutieren zu müssen, Unmengen von Spritzen und Sonden und Probeentnahmen, kehrten wir wieder zu Dr. Rosen [...] zurück.« (Hosseini 2003, S. 196)

Männliche Infertilität wird fälschlicheweise oft mit verminderter Männlichkeit und Impotenz gleichgesetzt, was eine besondere Belastung darstellt. Wenn sich in spontan gelebter Sexualität keine Schwangerschaft einstellt – aber auch bei reproduktionsmedizinischer Behandlung – richtet sich das Paar meist eine Zeitlang nach dem weiblichen Zyklus. Die Betroffenen berichten von Stress, Druck, Zwang, Versagensängsten und mangelndem Begehren. Ihre Partnerschaft und Sexualität wird während der gesamten Behandlung extremer psychischer Belastung ausgesetzt.[127]

Mit diesen unerwünschten, oft unerträglichen Gefühlen möchten Eltern nicht erneut konfrontiert werden, nachdem ihr Kind geboren ist. Das führt in vielen Familien dazu, dass über die Herkunft des Kindes nicht

126 Vgl. Mann & Mann 2014, S. 76; Schmid-Arnold 2018, S. 83f.

127 Vgl. Berger et al. 1997, S. 153; Geißdörfer 2018, S. 11; Hyatt 2012, S. 127; Mottl 2022, S. 32f.

gesprochen und seine kindliche Sexualneugier nicht altersgemäß beantwortet werden kann, wie ich noch zeigen werde.

Anderes Geschlecht gesucht

Homosexuell liebende Menschen benötigen für ein Kind das andere Geschlecht. Sie erleben ihren Körper als fertil und werden in der Regel nicht durch traumatische Sterilitätsdiagnosen belastet. Die psychische Herausforderung für sie besteht darin, die Bedeutung des anderen Geschlechts für die Zeugung des Kindes und später für dessen Identitätsentwicklung anzuerkennen. Dies kann zu psychischem Stress führen, wenn eine bewusste oder unbewusste Ablehnung des anderen Geschlechts besteht.

Lesbische Paare haben die Möglichkeit, eine Insemination mittels Samenspende selbst vorzunehmen oder in einer Kinderwunschklinik eine intrauterine Insemination durchführen zu lassen. Bei diesen Formen assistierter Zeugung besteht die Belastung lediglich in der Unsicherheit während des Wartens und Hoffens auf eine Befruchtung mit darauf folgender Einnistung des Embryos. Wenn sich nach Insemination keine Schwangerschaft einstellt, besteht für die Wunschmutter auch die Möglichkeit, eine In-vitro-Fertilisation mit ihren Eizellen in Anspruch zu nehmen. Diese kommt ebenfalls zur Anwendung, wenn sich, wie im vorigen Kapitel beschrieben, die lesbischen Partnerinnen die biologische Mutterschaft teilen, indem die Eizelle einer Frau mit Spendersamen befruchtet wird, und nach erfolgter künstlicher Befruchtung der Embryo in ihre Partnerin transferiert wird. Für Eizellernte und In-vitro-Fertilisation müssen sich beide Frauen einer Hormonstimulation mit nachfolgenden Behandlungsschritten und den damit verbundenen körperlichen Belastungen unterziehen. Eine solche geteilte Mutterschaft fordert triadische Kompetenz und viel Integrationsarbeit, damit komplexe Familienkonstellationen keine Rivalitäten entstehen lassen.

> Eine Kollegin berichtet in einem Seminar von einem lesbischen Paar, dessen Kinderwunsch sich durch eine intrauterine Insemination einer Partnerin erfüllen sollte. Als sich sogleich beim ersten Versuch eine Schwangerschaft einstellt, verspürt die andere Partnerin ebenfalls eine so starke Sehnsucht nach einem Kind, dass sie sich ebenfalls erfolgreich befruchten lässt. Die beiden Mütter sind für kurze Zeit gemeinsam schwanger. Leider endet die Schwangerschaft der Frau, die nach ihrer Partnerin schwanger wurde, mit einer Totgeburt. Kurz danach bringt die erste Mutter ein gesundes Baby zur Welt und beginnt es sogleich zu stillen. Die kinderlose Mutter äußert noch im Spital den Wunsch, das Baby an Stelle ihrer Partnerin, die es geboren hat, zu stillen. Sie drängt sie, abzustillen, was diese zutiefst verunsichert. Die Station bietet daraufhin eine psychologische Beratung an. Im Gespräch begründet die Mutter, die ihr Kind verloren hat, ihren Wunsch damit, dass ihre Partnerin nach dem Abstillen gleich wieder schwanger werden könne, weil eine erfolgreiche Schwangerschaft nur bei ihr zu klappen scheine. Diese Pläne stellen einen Versuch dar, Trauer und Schmerz um den Verlust des eigenen Kindes abzuwehren. Für diese muss erst ein psychischer Raum in Form von Gesprächen geschaffen werden, den die Kollegin beiden Müttern anbietet.

Homosexuelle Männer benötigen zur Erfüllung ihres Kinderwunsches die reproduktiven weiblichen Organe. Bei manchen Paaren übernimmt ein Partner die genetische Vaterschaft für alle Kinder, manche Familien leben mit zwei Kindern, für die jeweils einer der Partner der genetische Vater ist. Es gibt aber auch Partner, die ihr Ejakulat mischen und den Zufall entscheiden lassen. Die körperliche Belastung der Männer ist vernachlässigbar, die psychische besteht im Warten und Hoffen, dass die Leihmutter das gewünschte Kind gesund zur Welt bringt. Während beispielsweise die USA und Israel Familiengründungen homosexueller Männer mit genetisch eigenen Kindern unterstützen,[128] ist in den deutschsprachigen Ländern die dazu benötigte Leihmutterschaft verboten. Familiengründungen sind nur als Pflege- oder Adoptivväter möglich (vgl. Kapitel 8).

128 Vgl. Brand Frank, Zippi (2009): Google Baby, online: https://www.youtube.com/watch?v=pQGlAM0iWFM [14. April 2022].

Allein mit Kind

Die Herausforderung, ein gegengeschlechtliches Gegenüber zu finden und seine Bedeutung für das potenzielle Kind anzuerkennen, stellt sich auch für alleinstehende heterosexuelle und homosexuelle Menschen, die sich ihren Kinderwunsch erfüllen möchten. Dabei ist es für die emotionale Entwicklung des Kindes wichtig, dass alle an seiner Entstehung Beteiligten mitgedacht werden und nach ihnen geforscht werden darf, wie bereits ausführlich dargestellt. Wenn aufgrund der eigenen Lebensgeschichte omnipotente Vorstellungen, dem Kind beide Eltern zu sein, vorherrschen, kann sich dieses psychisch oft nur schwer aus der exklusiven Zweierbeziehung lösen. Dem Kind kommt in solchen Konstellationen oft die Bedeutung zu, für die meist unbewussten psychischen Bedürfnisse der Elternperson zur Verfügung zu stehen. Diese können darin bestehen, Ängste vor dem Allein-Sein zu bannen oder Wünsche zu erfüllen, versorgt zu werden, aber auch sich um jemanden zu sorgen.

Es gibt viele alleinerziehende Eltern, die keinen Kontakt zum zweiten Elternteil haben. Deren Kind wurde aber natürlich, und somit in einer Beziehung gezeugt, die ein Dreieck schafft, selbst wenn ein Elternteil abwesend ist. Die Reproduktionstechnologien ermöglichen es, ein Kind ohne sexuelle Begegnung zu schaffen, ja sogar ohne mit dem gegengeschlechtlichen Elternteil je in einer realen Beziehung gestanden zu haben!

Für Single-Frauen ergibt sich eine solche Konstellation, wenn sie durch Samen- oder Embryonenspende, die meist in fortgeschrittenem Alter zur Anwendung kommt, Mütter werden. Für den Single-Mann lässt sich der Kinderwunsch nur mittels Kauf von Eizelle und Leihmutter realisieren. Ermöglicht seine Samenqualität keine Befruchtung, wird auch Spendersamen verwendet. Phantasmatische Beziehungen mit dem fehlenden Dritten treten in allen Konstellationen auf und finden sich im psychischen Raum zwischen Elternteil und Kind.

> Ein Beispiel fehlender Triangulierung ist der vierjährige Lukas, dessen Mutter sich mit knapp 40 Jahren im Ausland mit einer anonymen Samenspende befruchten ließ. Lukas verlangt bei Müdigkeit und Aufregung noch immer ihre Brust, auch in der Öffentlichkeit. Wenn sie ihm diese Beruhigung nicht gewährt, beginnt er zu toben oder sie zu attackieren. Er kann auch in anderen Situationen Grenzen schlecht ertragen, wie im Kindergarten. Dort beschimpft er die Pädagogin, wenn sie ihm etwas verwehrt. Lukas schläft seit seiner Geburt im Bett der Mutter. Sie fühlt sich erschöpft und überfordert, obwohl sie meint, sehr verliebt in ihr Kind zu sein.

Eine solche dyadische Mutter-Sohn-Verstrickung ohne väterliche Triangulierung kennen alle, die mit Kindern arbeiten, unabhängig von deren Entstehungsgeschichte. Die väterliche Funktion muss nicht an einen real anwesenden Vater gebunden sein, sondern an eine Person, die diese Position vertritt.[129] Auch die Mutter kann väterlich begrenzen, wenn sie ihre Beziehungswünsche nicht nur mit ihrem Kind lebt, sondern in ihrem Inneren Raum für einen Dritten hat. In diesem Beispiel ist die Sexualität zwar auf der Ebene des Elternpaares durch die künstliche Zeugung unter Einbeziehung eines anonymen Anderen eliminiert, spielt aber in der Mutter-Kind-Beziehung eine wesentliche Rolle.[130]

Schmerzen der Frauen

Anders als beim Mann erfolgen am Körper der Frau im Rahmen einer Fertilitätsbehandlung invasive Eingriffe. Diese sind auf chemischer Basis durch die Hormonstimulation gegeben, damit in den Eierstöcken viele Eizellen reifen und entnommen werden können. In seltenen Fällen kommt es dabei zum Hyperstimulationssyndrom, das zu einem lebensbedrohlichen Zustand

129 Vgl. Diamond 2017, S. 864.
130 Vgl. Lebersorger 2019, S. 155.

führen kann.[131] Weitere Hormongaben müssen auch nach dem Embryotransfer erfolgen, um die Einnistung des Embryos zu unterstützen. Je nach ihrem Umgang mit dem eigenen Körper und der Einstellung zur Behandlung erleben Frauen die Belastungen in dieser Zeit, in der sie sich selbst die Hormone injizieren, sehr unterschiedlich. So integrieren manche Frauen die Injektionen, die sie sich bis zur Punktion ihrer Eizellen verabreichen müssen, so in ihren Alltag, dass sie sich kaum beeinträchtigt fühlen, während andere über körperliche Veränderungen, Hitzewallungen, Stimmungsschwankungen, Schmerzen und blaue Flecken an den Einstichstellen berichten.

Den invasivsten Eingriff stellt die Punktion der Eizellen dar, der bei manchen Anbietern ohne Vollnarkose erfolgt. Dies bewog eine meiner Patientinnen dazu, in ein anderes Institut zu wechseln. Auch beim Transfer eigener kryokonservierter Emybryonen, bei Embryonen- und Frischeizellspenden werden Hormone im Vorfeld gegeben, um den Zyklus zu kontrollieren, zu optimieren und mit der Spenderin zu synchronisieren.

Die Eizellspenderinnen unterziehen sich ebenfalls der Hormonstimulation und Eizellpunktion, die Leihmütter einer hormonellen Vorbereitung auf die Schwangerschaft. In Ländern, in denen assistierte Reproduktionstechnologien im gesetzfreien Raum angewandt werden, kann oftmaliges Spenden bei den meist jungen Frauen zu Infertilität und erhöhtem Krebsrisiko führen. Sofi Oksanen beschreibt in ihrem auf genauen Recherchen beruhenden Roman *Hundepark* die Auswirkungen auf ukrainische Eizellspenderinnen und Leihmütter:

> »Mädchen, denen mehr Hormone gespritzt worden waren als zum Beispiel in London. Mädchen, die krank geworden waren. Mädchen, denen die Eierstöcke entfernt worden waren. Mädchen, bei denen Komplikationen aufgetaucht waren oder deren Gebärmutter versehentlich durchstochen worden war. Mädchen, die in die Kliniken für Kinderlosigkeit zurückgekehrt waren, aber nicht, um zu spenden, sondern als Kundinnen. Mädchen, deren Befinden niemand beobachtet hatte, nachdem sie aus den Katalogen der Agenturen verschwunden waren.« (Oksanen 2022, S. 427)

131 Vgl. Geißdörfer 2018, S. 15, 47.

Der letzte Behandlungsschritt ist das Einspülen eines oder mehrerer Embryonen in die Gebärmutter. Die Psychoanalytikerin Ute Auhagen-Stephanos beschreibt das Spannungsfeld zwischen Leben und Tod, in dem sich die Frau nach dem Embryonentransfer befindet. Sie weist auf die Unterschiede zu einer natürlichen Empfängnis hin. Während sich bei dieser die Schwangerschaft erst allmählich hormonell zu erkennen gibt, ist die Kinderwunschpatientin von Anfang an durch das Wissen und Bangen um das Leben in ihr belastet.[132] Um den Schmerz abzuwehren, der entsteht, wenn sich der Embryo nicht einnistet und es zu einer Entzugsblutung kommt, lassen sich viele Patientinnen phantasmatisch nicht auf eine Beziehung zu ihrem Embryo ein. Auhagen-Stephanos betont, dass es der Frau zu ihrem eigenen Schutz nur gelingt, die Behandlungen zu ertragen, wenn sie zwischen der schmerzhaften körperlichen Erfahrung und den begleitenden Gefühlen spaltet.[133]

> Frau B. berichtet im Erstgespräch rasch, faktenbasiert und ohne Affekte von mehreren fehlgeschlagenen Behandlungszyklen, die ihr Reproduktionsmediziner auf ihr fortgeschrittenes Alter zurückführt und daher dringend eine Eizellspende in einem ausländischen Partnerinstitut empfiehlt. Ihr beruflicher Alltag ist so fordernd und getaktet, dass sie die Behandlungstermine – so wie auch den Termin bei mir – zwischen ihren beruflichen Verpflichtungen wahrnimmt. Sie berichtet, dass sie gleich nach dem letzten Embryotransfer eine Geschäftsreise antreten musste, die unaufschiebbar war. Nachdem sich der Embryo erneut nicht einnistete, ist Frau B. unsicher, ob dies mit einer fremden Eizelle überhaupt klappen würde. Da die späte Elternschaft für ihren Mann aber zunehmend wichtiger werde, müsse sie sich wohl darauf einlassen, um ihn nicht an eine jüngere Frau zu verlieren. Frau B.s Schilderungen lassen mich spüren, dass sie für ein Kind wenig äußere, vor allem aber keine inneren Räume hat und dass ein Scheitern ihres Projekts mit großen Ängsten vor Unzulänglichkeit und Verlust verbunden ist. Das Angebot,

132 Auhagen-Stephanos 2005, S. 41.
133 Auhagen-Stephanos 2009, S. 11.

darüber in Folgeterminen nachzudenken, schlägt Frau B. aufgrund zeitlicher Überlastung aus.

Auhagen-Stephanos hat in Anlehnung an die Bindungsanalyse der ungarischen Psychoanalytiker Hidas und Raffai den »Mutter-Embryo-Dialog« entwickelt.[134] Diesen bettet sie in ihre Psychotherapien ein. Die begleitete phantasmatische Begegnung mit dem ersehnten Kind beginnt idealerweise bereits als Vorbereitung auf die Behandlung und wird in der Schwangerschaft weitergeführt.

> »Durch diesen Akt baut die Frau in sich einen Übergangsraum auf, in welchem sie sich spielerisch mit ihrem potenziellen Kind unterhalten und es liebevoll bedenken kann.« (Auhagen-Stephanos 2009, S. 171)

Der Mutter-Embryo-Dialog fördert die Beziehung zwischen Mutter und ihrem imaginären Kind, das aus Angst vor einem Scheitern oft völlig verdrängt wird.[135] Die Patientinnen werden angeregt, ihn selbst weiter zu führen und auch die Väter miteinzubeziehen, sodass eine lebendige Beziehung zwischen Eltern und Fötus entstehen kann.[136] Jeder Behandlungszyklus, der zu keiner Einnistung des Embryos führt, bedeutet einen emotionalen Rückschlag, der unterschiedlich verarbeitet wird. Es finden sich emotionales Erstarren, Verleugnung der Trauer, tiefe Depression und Wut auf den eigenen Körper oder die BehandlerInnen.

---

134 Vgl. Auhagen-Stephanos 2009; 2010; 2017b.
135 Auhagen-Stephanos 2017b, S. 112.
136 Auhagen-Stephanos 2017a, S. 254.

Männer leiden anders

Männer empfinden sich häufig in eine passive Rolle des Zusehens gedrängt, ganz im Gegensatz zum potenten Agieren im Zeugungsakt.[137] Ein Passivitätsfühl beschreiben auch Männer, deren Ejakulat der Reproduktionsmediziner für die Befruchtung verwendet. Diese Statistenrolle stellt eine narzisstische Kränkung dar und kann Scham oder Rivalität auslösen.[138]

> So berichtet ein Vater, dass er heftige Konkurrenzgefühle gegenüber dem Reproduktionsmediziner und dessen technischem Geschick und Ausstattung empfand und sich wünschte, selbst an den High-Tech-Geräten tätig zu sein.

Wird versucht, für eine Intrazytoplasmatische Spermieninjektion (ICSI) Samen durch eine Biopsie der Hoden oder Nebenhoden zu gewinnen, erleben auch Männer invasive Eingriffe im Rahmen einer Kinderwunschbehandlung. Diese Technik ermöglicht zwar eigene Nachkommen, wobei die väterliche Unfruchtbarkeit jedoch an die Söhne vererbt werden kann.[139] Der Eingriff birgt ebenfalls Nebenwirkungsrisiken und triggert Phantasien von Omnipotenz über Kastration bis zu Schuldgefühlen.

Die Emotionen sind auch abhängig davon, ob die Unfruchtbarkeit bei beiden Partnern oder nur bei einer Person liegt. Infertile Männer fühlen sich oft schuldig, ihrer Partnerin die körperlichen Belastungen und seelischen Schmerzen zuzumuten. Da sie ähnlich an der Unfruchtbarkeit leiden, sollten sie in die psychosoziale Kinderwunschberatung explizit miteinbezogen werden.[140] Liegt der Grund bei der Frau, bedauern Männer vielfach deren körperliche Belastung im Gegensatz zur Gewinnung ihres Ejakulats.[141]

---

137 Vgl. Metzger 2017, S. 263.
138 Vgl. Berger 2010, S. 130.
139 Bernard 2014, S. 415, 438.
140 Wischmann & Thorn 2014, S. 139f.
141 Vgl. Kaplan 2016, S. 107.

Festhalten am Kinderwunsch

Erfüllt sich der Kinderwunsch nach mehreren Behandlungszyklen nicht, hängt das weitere Vorgehen davon ab, ob eine Auseinandersetzung begonnen werden kann, wie sich der zutiefst menschliche Wunsch nach Generativität in anderer Form erfüllen kann. So lassen sich Grundbedürfnisse nach Elterlichkeit nicht nur mit eigenen Kindern leben, sondern auch als Pflege- und Adoptiveltern oder engagierte Bezugspersonen im Familien- oder Freundeskreis. Ebenso bietet ehrenamtliche Unterstützung vor allem von Kindern und Jugendlichen aus sozial schwachen Milieus ein weites, dringend benötigtes Betätigungsfeld. Auch außerhalb des unmittelbaren Beziehungskontextes zu Kindern kann jeder Beitrag für die nachkommende Generation sinnstiftend werden.

Für manche Menschen wird das eigene Kind aber zur idée fixe, die es um jeden Preis zu verwirklichen gilt.[142] Dann geraten Wunscheltern in einen Sog aus Erfolgszwang und Selbstverwerfung, der zu psychischen Störungen führen kann und, vor allem bei Frauen, zu einem Agieren, das masochistische Ausmaße erreicht.[143]

142 Vgl. Bachinger 2015; Hyatt 2012, S. 91ff.; Walser 2014.

143 Vgl. Leithner & Springer-Kremser 2001, S. 69.

6. Der Königsweg

»Sieh mal«, sagte ich, »Menschen, die lange Zeit ein Geheimnis hüten, tun das nicht immer aus Scham oder um sich selbst zu schützen, manchmal tun sie es, um andere zu schützen oder um Freundschaften zu bewahren oder Liebesbeziehungen oder Ehen, um ihren Kindern das Leben erträglicher zu machen oder ihnen eine Angst zu nehmen, gewöhnlich hat man schon genug.«

Marías 2012, S. 170

Offenheit von Anfang an

In vielen Familien gibt es Themen, über die nicht gesprochen wird, nicht gesprochen werden darf oder die bewusst oder unbewusst falsch dargestellt werden. Beziehen sich Geheimnisse auf existenzielle Bereiche, wie die Herkunftsgeschichte eines Kindes, so belasten Ängste vor Enthüllung oder Entdeckung die familiären Beziehungen. Dies ist gut nachvollziehbar, da bereits kurzzeitige Geheimhaltung zu Beziehungsstress führt. Wenn beispielsweise eine Person mit einem Geschenk oder einem Fest überrascht werden soll, sind alle Wissenden im Kontakt mit ihr auf der Hut, sich nur ja nicht zu verplappern. Die Person, die gefeiert werden soll, bemerkt meist das veränderte Verhalten ihr gegenüber, welches wiederum in ihr Phantasien auslöst, die ein Ahnen aufkommen lassen oder auch in eine ganz andere Richtung gehen können.

Heimlichkeiten in Bezug auf die Entstehung eines Kindes stellen ein potenzielles Entwicklungsrisiko für seine Identitäts- und Persönlichkeitsentwicklung dar. Die Psychoanalyse hat entwicklungshemmende

Familiengeheimnisse eingehend erforscht und dargestellt. Diese finden sich vielfach in Herkunftsgeschichten, wie bei Pflege, Adoption, unklarer Vaterschaft, unbekannten (Halb-)Geschwistern.[144] Sigmund Freud hielt 1912 zu den Auswirkungen von Tabus fest, dass nichts geheim gehalten werden kann, da das Unbewusste die Fähigkeit besitzt, in den Reaktionen seines Gegenübers verborgene Inhalte wahrzunehmen.[145] Die Kommunikation erfolgt zwischen dem Unbewussten der Eltern und dem Unbewussten ihres Kindes. Die kindliche Innenwelt gestaltet sich in Abhängigkeit von den Beziehungen zu seinen Eltern und deren Phantasien über ihr Kind, die von ihm aktiv aufgenommen werden.[146] Es ist für alle Wissenden anstrengend, das Geheimnis vom Kind fernzuhalten, denn es findet sich bereits in den frühen präverbalen Eltern-Kind-Interaktionen.[147] Kinder haben feine Antennen für das Schweigen, Auslassen, Nicht-Gesagte sowie für somatische Reaktionen der Eltern, wie Erröten, Lidschlag, Veränderung der Stimmlage oder Anspannung. Wolfgang Oelsner und Gert Lehmkuhl haben junge Erwachsene, die mit einer Samenspende gezeugt wurden, interviewt. Eine der Frauen berichtet vom »merkwürdigen Zungenschlag der Mutter«, wenn es um Fragen der Herkunft ging.[148] Der Historiker Sven Riesel, der in der DDR mittels anonymer Samenspende gezeugt wurde und auch nach der Wende keine Auskunft über seinen genetischen Vater erhalten kann, spricht in Marina Belobrovajas Dokumentarfilm *Menschenskind!* vom »Stottern in der Familiendynamik« und plädiert für Offenheit.[149] Solche Erfahrungen lassen im Kind ein Gefühl entstehen, seinen Wahrnehmungen nicht trauen zu können oder etwas ganz Gefährlichem ausgesetzt zu sein. Auch empfindet es sich oft seinen Eltern gegenüber sehr mächtig, aber gleichzeitig auch ängstlich und irritiert.[150]

144 Vgl. Abel Prot 2010; Elstner 2014; Fraiberg et. al. 1980a; Harms & Strehlow 2004; Nienstedt & Westermann 2007; Oelsner & Lehmkuhl 2008; Steck 2007.

145 Freud 1912, S. 191.

146 Vgl. Traxl 2016, S. 145.

147 Vgl. Austermann & Austermann 2006, S. 54; Bürgin & Steck 1996, S. 362ff.

148 Oelsner & Lehmkuhl 2016, S. 184.

149 Online: https://www.menschenskind-film.ch/film [5. Mai 2022].

150 Vgl. Ehrensaft 2007, S. 128; Oelsner & Lehmkuhl 2016, S. 156; Zeller-Steinbrich 2010, S. 175.

Die zehnjährige Valerie wird auf Empfehlung des Kinderarztes wegen Übelkeit vorgestellt, für die keine organische Ursache gefunden wurde. Die Eltern beklagen, dass Valerie durch diese Symptomatik immer wieder tageweise die Schule nicht besuche. Valerie fühlt sich von ihrer Lehrerin nicht gemocht, was den Eltern nicht nachvollziehbar ist, da sie diese Valerie gegenüber sehr verständnisvoll und förderlich erleben. Beide schildern sich mit Valeries Verhalten seit Langem überfordert, das daheim bestimmend und im Außen ängstlich-vermeidend ist. Sie äußern sich enttäuscht über ihr Wunschkind, das sich von Beginn an immer als schwierig erwies. Nach mehreren vergeblichen IVF-Behandlungszyklen stellte sich endlich die lang ersehnte Schwangerschaft ein. Die Mutter erlebte sowohl die Schwangerschaft, in der sie sehr vorsichtig und ängstlich war, als auch die Geburt durch Sectio belastend. Valerie ist über ihre Entstehungsgeschichte, die für ihre Eltern mit Scham und Gefühlen des Versagens verbunden ist, nicht informiert. Die Mutter meint, dass es sie befremdet und erschreckt habe, als Valerie sie vor einiger Zeit fragte, ob sie adoptiert worden sei. Daraufhin habe ihr die Mutter ein Ultraschallbild gezeigt und ihr vom Kaiserschnitt erzählt, nicht jedoch von der künstlichen Befruchtung. Als ich Valerie beim Erstgespräch nach dem Grund der Vorstellung frage, antwortet sie, dass sie ihre Eltern nicht mögen und dass sie denke, adoptiert worden zu sein. Auf mein Nachfragen, was sie denn zu dieser Annahme führe, kann sie nichts sagen. Die elterliche Enttäuschung, dass ihr reales Kind nicht dem Wunschkind entspricht, wird von Valerie wahrgenommen. Sie scheint diese verinnerlichte Beziehungserfahrung in der Schule auf ihre Lehrerin zu übertragen.

Ich teile ihr daraufhin mit, dass ich von ihren Eltern weiß, dass sie von ihnen sehr gewünscht war und diese lange auf sie gewartet hätten, bevor ihre Mutter schwanger wurde. Ich sage Valerie, dass ich denke, dass sie und ihre Eltern Hilfe bräuchten, wenn sie sich so wenig gemocht fühle und so viel Verwirrung in ihr sei. Als ich frage, ob sie sich das vorstellen könne, bejaht sie. Mit den Eltern vereinbare ich Gespräche, um sie zu ermutigen, mit Valerie über die künstliche Befruchtung zu sprechen. Sie berichten nach einiger Zeit, dass es ihnen im

Anschluss an eine Natursendung im Fernsehen passend erschien, das Thema aufzugreifen. Valerie stößt mit ihrer Reaktion die Eltern erneut vor den Kopf, indem sie fragt: »Bin ich ein Klon-Kind?« Den Eltern ist es unbegreiflich, dass sich ihre Tochter solche Gedanken macht. Hier wird deutlich, dass Kinder Familiengeheimnisse spüren, ihre diesbezüglichen Phantasien die Realität aber oft verzerren.

Gespenster und Phantome

Selma Fraiberg beschreibt in eindrucksvollen Fallvignetten, wie unverarbeitete Konflikte und Traumata der Eltern als »Gespenster im Kinderzimmer« im Beziehungsgeschehen wirksam werden. Das Kind identifiziert sich dabei unbewusst mit abgespaltenen traumatischen Anteilen seiner Eltern.[151] Wenn diese einen unerfüllten Kinderwunsch aufgrund von Infertilität und reproduktionsmedizinische Behandlungen betreffen, dann werden sie in die kindliche Seele als abgekapselte Teile aufgenommen. Sie existieren als Phantome im eigenen dynamischen Unbewussten und verhindern als nicht benennbare und nicht integrierte Fremdkörper eine unbelastete Entwicklung.[152] Diese Inhalte kommen im kindlichen Spiel und in der projektiven psychologisch-psychotherapeutischen Diagnostik zum Ausdruck. Im Sceno-Test[153] finden sich bei Kindern, die künstlich gezeugt wurden, häufig diesbezügliche Themen: In einer großen Holzkiste stehen dem Kind zur Ausgestaltung einer Szene Biegepuppen, Tierfiguren, Möbel, Fahrzeuge, Bausteine und viele Objekte, von denen sich die kleinsten in einer kleinen Schachtel befinden, zur Verfügung. Die Kinder werden aufgefordert, auf dem magnetischen Deckel der Kiste, der wie eine Bühne fungiert, etwas mit jenen Gegenständen aufzubauen, die sie besonders ansprechen. Kinder, die sich unbewusst mit assistierter Reproduktion

151 Vgl. Fraiberg et al. 1980a.

152 Vgl. Steck & Bürgin 1996, S. 356, 362ff.

153 Vgl. von Staabs 1991.

auseinandersetzen, verwenden für ihre Szenen oft die Figuren des Arztes, des Storchs, der Kuh, die Mütterlichkeit symbolisiert, und den Karfunkelsteins, der etwas Wertvolles darstellt.

Theo, aus dessen Kinderpsychotherapie ich auf Seite 40 berichte, war bei der projektiven Diagnostik vier Jahre alt. Er stellt mit den Figuren und Objekten des Sceno-Kastens eine Familienszene dar, die sein implizites Wissen über seine Zeugung mit Intrazytoplasmatischer Spermieninjektion ausdrückt. Theo setzt die Mutter mit den Kindern neben den Großvater, die Großmutter stellt er seitlich daneben und den Vater hinter sie. Ganz vorne platziert Theo den Arzt, einen kleinen Krug, den Teppichklopfer und den Storch. Als ich ihn frage, was er denn da aufgebaut habe, erklärt er mir, das sei der Arzt mit »einem Glas und einem Mixer«. Theo ist über seine Zeugung nicht informiert.

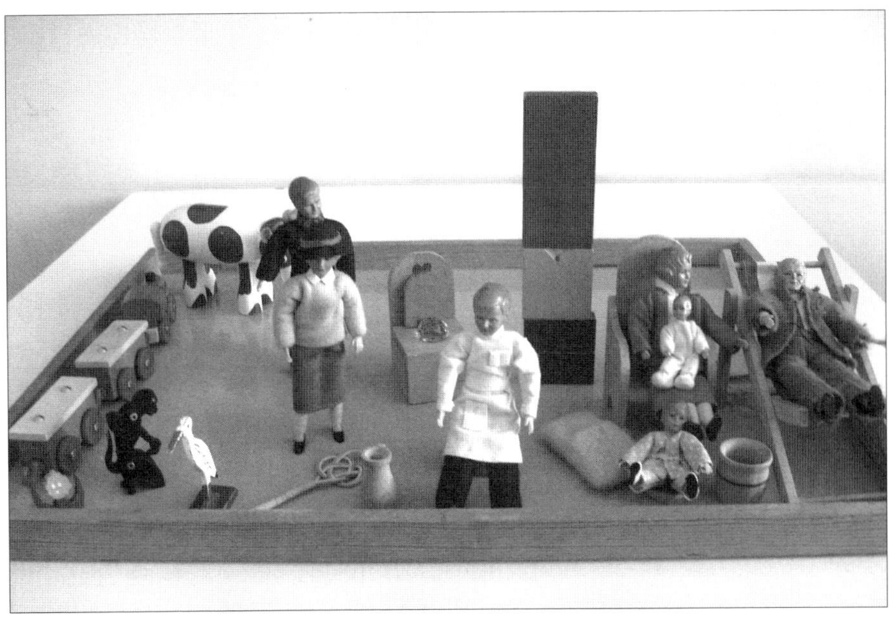

Abb. 3: Theos Sceno-Test

Helene, von der ich auf Seite 41 bereits berichtet habe, war bei ihrer Diagnostik fünf Jahre alt. Mit ihrer sehr leeren, aber symbolträchtigen Szene stellt sie etwas dar, das sie unbewusst zu beschäftigen scheint. Helene kann dazu keine Geschichte erzählen und benennt nur die Figuren außerhalb des Deckels, dessen Begrenzung sie nicht einhalten kann. In dessen Mitte befindet sich ein phallisches Gebilde, das vom Karfunkelstein abgeschlossen wird. Außerhalb der Bühne wird es von der Kuh, die darauf blickt und Mütterliches symbolisieren könnte, von dem Baby und der Großmutter umgeben. Drei Gefäße liegen neben dem Deckel der kleinen Schachtel, die viele kleine Gegenstände, wie Blumen, Obst, kleine Tiere, enthält, und aus der Helene die drei Gefäße sorgfältig herausgesucht hat.

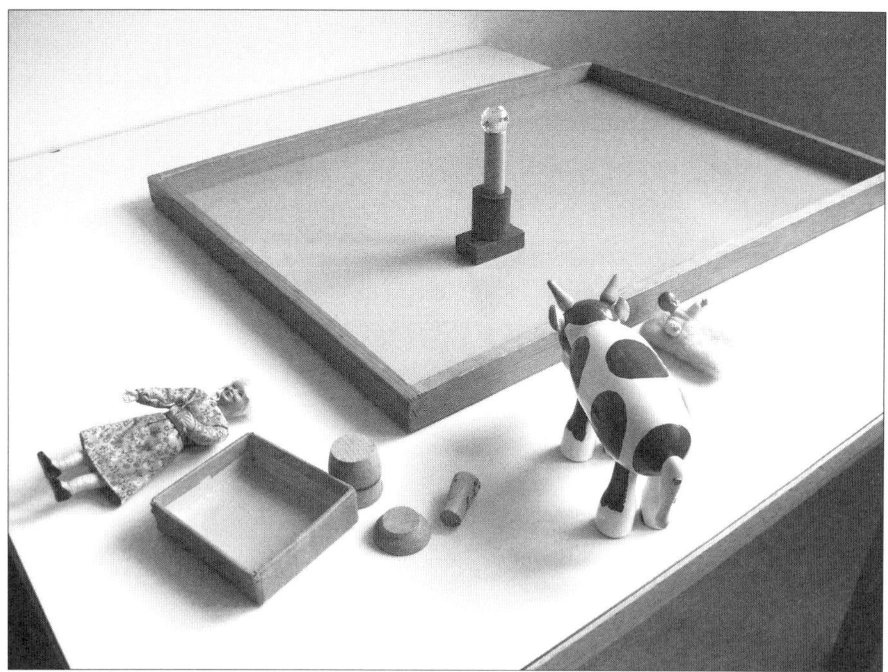

Abb. 4: Helenes Sceno-Test

Eine solche Darstellung lässt immer verschiedene Interpretationen zu, wenn sich das Kind nicht dazu äußern kann. Ich verstehe sie als unbewusste Beschäftigung mit der Entstehung des Lebens und mit Fruchtbarkeit durch Hinwendung des Mütterlichen zu einem wertvollen, phallischen Gebilde, das sich im Zentrum einer transgenerationalen Szene befindet. In dieser stehen Großmutter, Mutter und Baby miteinander nicht in Beziehung. Aufgrund meines Wissens über Helenes Zeugung assoziiere ich dazu auch den Prototyp der Intracytoplasmatischen Spermieninjektion, wobei der Karfunkelstein die Eizelle und der runde Baustein die Laserpipette darstellt. Ich überlege, ob sich dieses Bild auch in Helenes Unbewusstem findet.

Implizites Wissen um künstliche Befruchtung und die phantasmatische Auseinandersetzung damit drücken Kinder auch in ihren Zeichnungen aus. Sie finden sich immer wieder in Menschzeichnungen, aber auch in freien Darstellungen.

Helene zeigt in den beinahe identischen Menschzeichnungen von Frau und Mann bereits bei der Diagnostik ihre Verwirrung bezüglich der Geschlechtsdifferenz, die sich, wie auf Seite 41 beschrieben, später auch in ihrem Spiel findet. Die Darstellung des Körperinneren weist auf altersgemäße Sexualneugier hin. Sie lässt mich aber auch an die Kinderwunschbehandlungen denken, die Eizellen ihrer Mutter, die Embryonen, die sich nicht eingenistet haben, und die mütterlichen Ängste vor einem erneuten Verlust während der Schwangerschaft mit Helene. Diese unintegrierten Erlebnisse könnte Helene in ihr Unbewusstes übernommen haben.

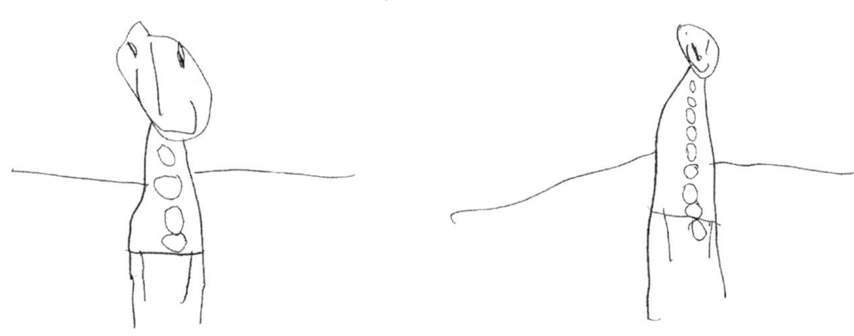

Abb. 5 und 6: Helenes Frau (links) und Mann (rechts)

Auch elterliche Phantasien und Ängste können vom Unbewussten des Kindes übernommen werden.

> Die Eltern des fünfjährigen Maximilian, der mit Spendersamen gezeugt und wegen Trennungsängsten vorgestellt wird, äußern ein wenig verschämt, dass er sie in seinem ganzen Wesen oft an ein Alien denken lässt. Alien-Phantasien werden öfter in Zusammenhang mit Keimzellspenden von sozialen Eltern genannt.[154] In der Testsituation, in der Maximilian sehr gehemmt ist, gebe ich ihm ein leeres Blatt und ermuntere ihn, zu zeichnen, was er möchte. Als ich ihn frage, wer die blattfüllende Figur sei, sagt Maximilian leise: »Ein Alien!«

154 Vgl. Auhagen-Stephanos 2021, S. 159.

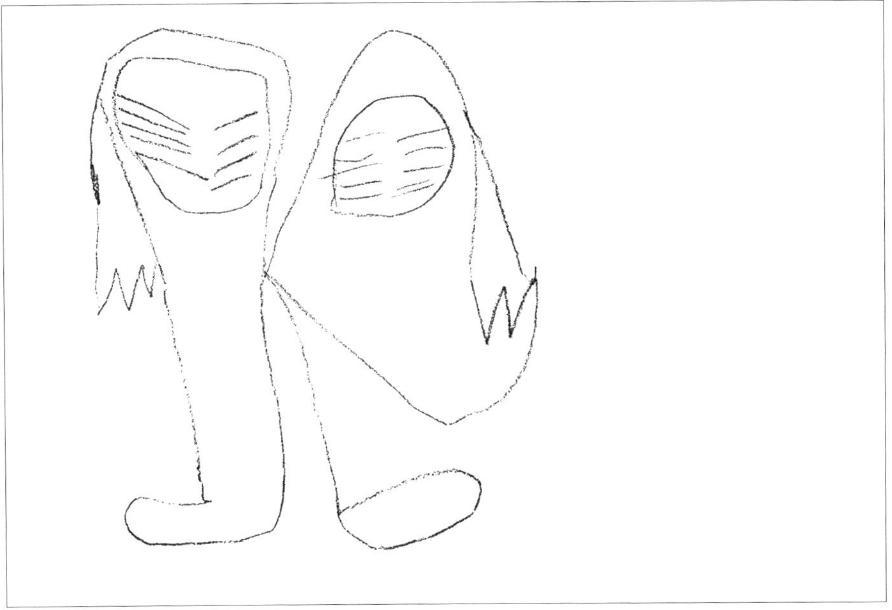

Abb. 7: Maximilians Alien

Familiengeheimnisse finden sich aber auch in Symptomen, wie Ängsten vor Trennung oder Verletzung, Problemen mit der Affektregulation und Lügen, das meist mit Heimlichkeit und Tabuisierung in Verbindung steht.[155]

155 Berger 2010, S. 140ff.; Lebersorger 2016, S. 39; Zeller-Steinbrich 2010, S. 175.

Familiengeheimnis Zeugung

Heterosexuelle Eltern vermeiden häufig, ihren Kindern von der künstlichen Befruchtung zu erzählen, selbst wenn diese mit ihren Keimzellen erfolgt und sie sich das ursprünglich vorgenommen haben.[156] Das führt in vielen Familien – so wie bei Theo, Helene, Valerie oder Maximilian – dazu, dass Kinder von ihren Eltern gar nicht aufgeklärt werden.[157] Durch die Vermeidung der Themen Sexualität und Zeugung schützen sich Eltern davor, diesbezügliche Fragen ihres Kindes offen zu beantworten. Manche Kinder wiederum spüren die Hemmung ihrer Eltern und stellen keine Fragen. Wenn Eltern die emotionale Seite der Kinderwunschbehandlung nicht durchgearbeitet und in die Familiengeschichte aufgenommen haben, steht ihnen kein Narrativ für ihr Kind zur Verfügung.

> Eine Hebamme berichtet in einer Arbeitsgruppe, dass eine ihrer ersten Mütter, mit der sie betraut war, Zwillinge nach IVF mittels Sectio entbunden hat. Nach der Geburt betreute sie die Familie, die sehr viel Unterstützung benötigte, mehrere Wochen lang. Als sie Jahre später die Eltern mit den beiden jugendlichen Kindern zufällig auf der Straße traf und freudig begrüßte, nahm sie der Vater rasch beiseite und flüsterte ihr aufgeregt ins Ohr: »Sie wissen nichts!« Sie war sehr erstaunt, dass es für ihn so bedeutsam war, vor seinen Kindern ihre Zeugung geheim zu halten.

Bis zum Schulalter sind nur wenige Kinder aufgeklärt, obwohl es dafür gut geeignete Kindersachbücher gibt.[158] Wenn Eltern die künstliche Befruchtung dem Vergessen anheimfallen lassen möchten, dann ist es ihnen auch nicht möglich, eine solche Unterstützung zu verwenden. Die meisten Kinder erfahren als Jugendliche von ihrer besonderen Zeugung.[159]

156 Vgl. Berger et al. 1997, S. 169.
157 Vgl. Lebersorger 2016, S. 39.
158 Thorn & Rinaldi 2011.
159 Wischmann 2008, S. 331.

Ihre Reaktionen fallen in Abhängigkeit von der Auseinandersetzung mit ihren Eltern sehr unterschiedlich aus.

> Als ich in einem Seminar mit Studierenden über assistierte Reproduktionstechnologie (ART) diskutiere, meldet sich eine Studentin und berichtet der Gruppe, dass sie und ihre Zwillingsschwester mit IVF gezeugt wurden. Als sie 16 Jahre alt waren, wurde im Biologieunterricht über künstliche Befruchtung und die daraus resultierende hohe Zahl von Zwillingsschwangerschaften gesprochen. Als sie daraufhin von ihrer Mutter wissen wollten, wie das bei ihnen war, erfuhren beide von der assistierten Zeugung. Während meine Studentin ihren Eltern vorwarf, erst so spät und durch ihr Fragen informiert worden zu sein und in der Folge alles darüber genau wissen wollte, war ihre Schwester nicht sonderlich interessiert. Aufgrund ihrer eigenen Erfahrung befürwortet sie eine frühe Aufklärung.

Kinder schnappen oft Informationen auf, die sie vergessen und wieder erinnern, wenn sie plötzlich von Relevanz sein könnten.

> Eine Mutter, die nach der schwierigen Geburt ihres Babys zu Gesprächen kommt, um diese Situation zu verarbeiten, berichtet im Erstgespräch, dass sie während der Schwangerschaft immer wieder beschäftigte, sie selbst könnte durch künstliche Befruchtung entstanden sein. Sie erinnert vage, als Kind so eine Bemerkung einmal aufgeschnappt zu haben. Sie hat ihr damals keine Bedeutung zugemessen und bedauert jetzt, dies durch den frühen Tod ihrer Eltern nicht mehr verifizieren zu können, obwohl es sie sehr interessieren würde. Sie ist aber erleichtert, dass sie spontan und ohne eine belastende Behandlung schwanger werden konnte. Natürliche Empfängnis war auch dem ersten Retortenbaby Louise Joy Brown möglich.[160] Im Verlauf der Gespräche tritt dieses Thema zugunsten der Beziehung zu ihrem Neugeborenen gänzlich in den Hintergrund.

160 Online: https://de.wikipedia.org/wiki/Louise_Brown [5. März 2022].

Heimlichkeit gegenüber dem Kind bezüglich seiner Herkunftsgeschichte ist aus unterschiedlichen psychischen Motiven verstehbar. Viele Eltern möchten sich mit all jenen unerwünschten Gefühlen, die ihre Behandlung begleiteten, nicht mehr konfrontieren. Andere sind der Überzeugung, eine Aufklärung würde ihr Kind schwächen oder verletzen, und es somit ähnliche Gefühle erleben lassen, wie sie selbst vor, während und nach seiner Entstehung empfanden. Wieder andere wissen nicht, wie und mit welchen Worten sie ihr Kind altersgemäß informieren können. In den Elterngesprächen zeigt sich oft, dass sie für das Geschehen noch keine geeigneten Worte gefunden haben und selbst als Kind nie erlebt haben, dass mit ihnen über existenzielle Themen gesprochen wird. So verfügen sie über keine guten Erfahrungen, die ihnen eine diesbezügliche Sicherheit geben. Wilfred Bion hat auf die transgenerationale Bedeutung des Lernens durch Erfahrung hingewiesen.[161] Es gibt Eltern, die sich ihren Kindern gegenüber für die Unfruchtbarkeit schämen oder Ängste hegen, ihr Kind könnte sie deswegen abwerten. In jeder dieser Konstellationen hegen Eltern eine latente Angst, ihr Kind könnte die Wahrheit über die besondere Art seiner Zeugung entdecken oder von anderen erfahren und sie der Lüge bezichtigen. Eltern fürchten selbst dann als »Lügner« darzustehen, wenn sie über die genetische Herkunft schweigen. So können sie in Situationen, in denen das Kind altersgemäße Sexualneugier zeigt und Fragen zu Sexualität oder zur Entstehung von Kindern stellt, nicht unbefangen reagieren. Manche Eltern berichten, dass ihr Kind diesbezüglich kein Interesse gezeigt habe, weshalb Aufklärung nie Thema war. Kinder sind jedoch sehr feinfühlig bezüglich elterlicher Befangenheit, sodass sie ihre Eltern schonen und keine Fragen stellen. Diese Form von Parentifizierung, der Übernahme von Verantwortung für das psychische Wohlergehen der Eltern, findet sich auch, wenn Kinder nicht nach den bedeutsamen Anderen forschen, um ihre sozialen Eltern nicht zu verletzen.[162]

161 Vgl. Bion 1992.
162 Vgl. Oelsner & Lehmkuhl 2016, S. 174.

Geheime bedeutsame Andere

Noch seltener als über assistierte Zeugung informieren heterosexuelle Eltern ihre Kinder über biologisch Andere im Entstehungsprozess. Dagegen ist die Aufklärungsrate bei homosexuellen und alleinstehenden Eltern wesentlich höher. Da keine zentralen Spendenregister existieren, können nur Schätzungen über die Aufklärungsrate nach Gametenspenden vorgenommen werden. Diese reichen für heterosexuelle Eltern von 15 bis 40 Prozent gegenüber 90 bis 95 Prozent bei homosexuellen Eltern.[163]

Bei Gameten- oder Embryonenspenden kommen seitens der Eltern mannigfache Ängste hinzu. Die Angst, dass die multiple Elternschaft durch die Fortschritte auf dem Gebiet der Genetik und den zunehmenden Einsatz von Gentherapie entdeckt werden könnte, sollte ihr Kind im späteren Leben erkranken. Auch eine der im Trend liegenden, kostengünstigen DNA-Analysen könnte das Geheimnis im späteren Leben des Kindes enthüllen.[164] Wenn soziale Eltern oder ein sozialer Elternteil sich nicht als vollwertig und von der multiplen Elternschaft bedroht erleben, entstehen angstvolle Phantasien, das Kind könnte sich im späteren Leben den biologischen Eltern zuwenden und die sozialen Eltern gering schätzen. Soziale Eltern äußerten mir gegenüber die Phantasie, die genetischen Eltern würden das Kind später für sich beanspruchen und abspenstig machen, obwohl es sich um anonyme Keimzellspenden im Ausland handelte. Diesbezüglich weist Ehrensaft darauf hin, dass der Raub eines Kindes menschheitsgeschichtlich zu den Urängsten zählt.[165] All diese Befürchtungen können auch Adoptiv- und Pflegeeltern belasten, weshalb sie im Vorfeld eingehend auf multiple Elternschaft vorbereitet werden.

Alle, die mit Kindern und Jugendlichen arbeiten, sind sich einig, dass bezüglich der Herkunftsgeschichte Offenheit von Anfang an unverzichtbar ist.

163 Berger 1993, S. 371; 1997, S. 169; Bernard 2014, S. 96f., 148, 148; Ehrensaft 2000, S. 379; Golombok et al. 2013, S. 658; Oelsner 2019, S. 5; Wischmann 2008, S. 33.

164 Vgl. Knecht 2012, S. 112.

165 Ehrensaft 2008, S. 6.

Auch die Betroffenen selbst fordern diese ein. So haben sich Menschen, die mittels Samenspende gezeugt wurden, im Verein »Spenderkinder« organisiert.[166] So wie das amerikanische »Donorsiblingregistry« bietet die Webseite eine Plattform, um die meist anonymen Spender sowie Geschwister und Halbgeschwister zu finden und sich zu vernetzen.[167] Die neu aufgenommenen Beziehungen zu ihnen erweitern nicht nur das Familiengefüge, sondern stellen für viele Spenderkinder eine unverzichtbare Bereicherung dar.[168]

Carey V. Phelps, eine junge Amerikanerin, die über diese Plattform ihren Spender Todd Whitehurst gefunden hat, drückt im Film *Father, Mother, Donor Child* der österreichischen Regisseurin Maria Arlamovsky die Notwendigkeit von Offenheit gegenüber den Betroffenen in einem lebendigen und lebensbejahenden Appell aus:[169]

> »If we can kind of convince people that there is nothing to hide and this is just like the world is our family, it doesn't have to be specific bloodline. That, like you can have the nurturing influence from anyone not just your genetic relatives, I think that totally opens the door to a new perspective on it.«
> (»Wenn wir die Leute irgendwie überzeugen können, dass es nichts zu verbergen gibt, und dies genauso ist, als wäre die Welt unsere Familie, muss es nicht die Blutsverwandtschaft sein. Dass du einen förderlichen Einfluss von allen und nicht bloß von deinen genetisch Verwandten haben kannst, öffnet meiner Meinung nach die Tür zu einer neuen Perspektive.« Übersetzung KJL)

Informationen über seine Entstehungsgeschichte müssen dem geistigen und emotionalen Entwicklungsstand des Kindes entsprechen und stets in Zusammenhang mit seinem Erleben und Fragen stehen.

166 Online: http://www.spenderkinder.de/ [11. Februar 2022].
167 Online: https://donorsiblingregistry.com/ [11. Februar 2022].
168 Vgl. Knecht 2012; Stevens, Barry: The World's Biggest family: https://www.cbc.ca/cbcdocspov/episodes/the-worlds-biggest-family; Rothwell, Jerry: Samenspender unbekannt: https://kuckucksvater.wordpress.com/2012/12/09/samenspender-unbekannt-doku-auf-arte-09-12-2012/ [28. April 2022].
169 Online: https://www.geyrhalterfilm.com/father_mother_donor_child [15. April 2022].

Für Wolfgang Oelsner und Gerd Lehmkuhl ist Offenheit der »pädagogische Königsweg«,[170] wobei Eltern darauf gefasst sein sollten, dass Kinder, die sich noch in der Phase des magisch-animistischen Denkens befinden, die elterlichen Mitteilungen gemäß ihren Vorstellungen umdeuten können.[171] Elterliche Offenheit bedeutet aber keineswegs, das Kind permanent mit diesem Thema zu konfrontieren:

> »Königswege muss man nicht permanent bedeutungsträchtig abschreiten. Es ist auch erlaubt, über sie unspektakulär zu schlendern.« (Oelsner & Lehmkuhl 2016, S. 193)

Die Thematik sollte immer dann aufgegriffen werden, wenn das Kind Fragen stellt oder sich in einer Situation befindet, die damit in Verbindung steht. Dies ist vor allem dann wichtig, wenn ein Kind nicht fragt. Ein Baby, das im Familien- oder Bekanntenkreis erwartet oder geboren wird, bietet beispielsweise Eltern die Möglichkeit, von sich aus über das Kinderkriegen zu sprechen. Sie signalisieren ihrem Kind damit, dass es darüber viel zu wissen gibt und miteinander gesprochen und nachgedacht werden kann. Sie eröffnen diesen Bereich für Fragen des Kindes und eingehendere Auseinandersetzungen mit seiner Entstehung.

Ich bin ich!

Für die Identitätsentwicklung eines jeden Menschen ist die Sicherheit bezüglich seiner Herkunft essentiell. Eine unverwechselbare Identität ist das emotionale Entwicklungsziel der Adoleszenz.[172] Die hirnorganischen Veränderungen im Rahmen des pubertären Entwicklungsschubs führen zur Weiterentwicklung vom konkreten Denken zum logisch-abstrakten.

170 Oelsner & Lehmkuhl 2016, S. 176.
171 Ebd, S. 187.
172 Vgl. Erikson 1979.

Dadurch wird es Jugendlichen möglich, über sich selbst und die anderen nachzudenken und in Auseinandersetzung mit sich und ihrer Umwelt ein Verständnis von sich selbst zu entwickeln. Jugendliche brauchen Eltern, die aushalten, dass sie sowohl als Person als auch in ihrem Handeln infrage gestellt werden. Daher ist es aus entwicklungspsychologischer Sicht von Vorteil, Informationen über assistierte Reproduktion und bedeutsame Andere bereits im Kindesalter zu geben und nicht erst in dieser labilen Phase. Trotzdem sind Eltern seitens ihrer adoleszenten Kinder vor Vorwürfen bezüglich ihrer Entscheidungen zur Familiengründung nicht gefeit. Führen anonyme SpenderInnen zu genealogischen Leerstellen, können Jugendliche extrem vorwurfsvoll, aber auch mit tiefen Sinnkrisen reagieren.[173]

Das Wissen über multiple Elternschaft und die Auseinandersetzung damit sind Teil der Identitätsfindung. Das ist im Artikel 8 der UN-Kinderrechtskonvention festgeschrieben, an dem sich das österreichische Fortpflanzungsmedizingesetz orientiert, das nur offene Gametenspenden gestattet. Ab der Vollendung des 14. Lebensjahres können Jugendliche Auskunft über ihre Spender und Spenderinnen erhalten, sofern sie von ihren Eltern über diese bedeutsamen Anderen informiert wurden und dies möchten. In einer Zeit, in der sich der Körper so dramatisch verändert, gibt es Jugendlichen Halt, zuordnen zu können, von wem welches ihrer körperlichen Merkmale stammt.[174] Sie verbringen in diesem Alter Stunden vor dem Spiegel, um ihr Aussehen, das eine Zeitlang in kontinuierlicher Veränderung begriffen ist, in ihr Selbstbild zu integrieren. Ehrensaft betont, dass der genetische Spender-Elternteil als Spiegelung besonders in der Adoleszenz bedeutsam ist.[175] Oelsner weist darauf hin, dass es für die Identitätsentwicklung von Spenderkindern nicht unerheblich ist, wie der soziale Elternteil mit seiner Defiziterfahrung umgeht.[176]

173 Vgl. Kermalvezen 2009.
174 Ahlheim 2007, S. 268.
175 Ehrensaft 2016, S. 123f.
176 Oelsner 2021, S. 55.

Leerstellen

Bei anonymen bedeutsamen Anderen ist es für Eltern oft besonders schwer, ein Narrativ zu finden, da sie selbst nur begrenzte Informationen über Spender, Spenderin oder Leihmutter besitzen. Oft haben sie anonyme Spenden bevorzugt, oft wurden ihnen solche seitens der BehandlerInnen empfohlen oder, wie in manchen Ländern, staatlich vorgegeben.[177] Manchmal gibt es in ausländischen Kliniken keine Wahlfreiheit, vor allem bei Eizellen, für die sich selten Spenderinnen finden, die ihre Identität offenzulegen bereit sind. Dies führt beispielsweise in Österreich dazu, dass trotz der Möglichkeit, offene Eizellspenden für IVF zu verwenden, kaum ein Angebot besteht, weshalb sich die Wunscheltern ins Ausland begeben. Auch die Kosten können für Anonymität ausschlaggebend sein, wie die Preisgestaltung von Samenbanken zeigt, deren Preise mit dem Grad der Offenheit steigen.[178] In der Regel erfahren Eltern einige Basisdaten der SpenderInnen, die sich meist auf körperliche Parameter und Ausbildung beziehen. Teurere Angebote zeigen die Handschrift, Kinderfotos oder mehr persönliche Information. Auf der Website der Samenbanken können sich Interessierte durch die Profile klicken. Es erstaunt mich immer wieder, wenn die sozialen Eltern berichten, dass die Eizellspenderinnen in Sozial- oder Gesundheitsberufen arbeiten, die Samenspender in technischen, weil dies die Klischees von Altruismus und Kompetenz bedient.

Da den SpenderInnen keine Elternrolle zukommt, erfahren die Kinder nichts über ihre genetischen Großeltern und andere Verwandte, wodurch ihre »Herkunft enttraditionalisiert« wird.[179] Für die Identitätsentwicklung der Kinder ist festzuhalten, dass jede Leerstelle in der Abstammung einer Person, ihrer Genealogie, eine potenzielle Belastung für die Betroffenen darstellt. Abstraktes Wissen allein kann diese Lücke nicht füllen.[180]

177 Griessler 2022, S. 237.

178 Online: https://www.cryosinternational.com/de-de/dk-shop/privatpersonen/so-wirds-gemacht/bestellen-von-spendersamen/preise-und-bezahlung/ [4. Februar 2022].

179 Oelsner 2021, S. 59.

180 Metzger 2017, S. 266ff.

Mit diesen Bruchstellen offen umzugehen erfordert von Eltern anzuerkennen, dass diese für ihr Kind eine Zumutung darstellen. Eine Zumutung, die potenziellen Eltern und Kindern von Seiten der BehandlerInnen oftmals nicht nur in Kauf genommen, sondern ausdrücklich empfohlen wird. Denn, so Oelsner und Lehmkuhl (2016, S. 210):

> »Die Reproduktionsmedizin schickt ihre ›Spenderkinder‹ mit einem gewissen Potenzial an Bruchstellen auf den Lebensweg.«

Wunscheltern sollten sich idealerweise schon im Vorfeld der Behandlung damit auseinandersetzen, dass sie ihrem Kind diese Leerstelle zumuten. Aber auch später ist eine solche Auseinandersetzung hilfreich, um auf Reaktionen des Kindes gefasst zu sein, sie zu verstehen und nicht als Angriff zu fürchten.

> Die entlastende Funktion der Elterngespräche zeigt sich im Fall der zweieinhalbjährigen Lena, die mit Hilfe anonymer Eizell- und Samenspende gezeugt wird. In zwei Elterngesprächen stehen die Unsicherheiten in Bezug auf die Leerstellen in Lenas Genealogie, die damit verbundenen Gefühle, die Ängste vor altersgemäßer Aufklärung und ein Wording, mit dem sich die Eltern identifzieren können, im Mittelpunkt. Bis zu diesem Zeitpunkt haben die Eltern alles zu meiden versucht, was nur im Entferntesten mit dem Thema Kinderkriegen in Verbindung gebracht werden kann. Zu Beginn des dritten Gesprächs berichtet Lenas Mutter voll Erleichterung, dass es ihr möglich war, am Spielplatz auf einen Kinderwagen zu deuten und ihrer Tochter zu sagen, dass da ein Baby drin sei. Mit diesem Markieren, das der Mutter ganz spontan und ohne Vorbereitung gelingt, konnte sie die Erfahrung sammeln, dass sie den Bereich nicht mehr so sehr zu fürchten braucht, und sie hat sich und Lena damit den inneren und äußeren Raum für weitere Auseinandersetzungen geöffnet.[181]

181 Lebersorger 2020a, S. 184.

Diane Ehrensaft ermutigt Eltern, in Form eines gemeinsamen familiären Phantasierens die diesbezüglichen Gedanken und Gefühle auszutauschen. Eine solche familiäre Reverie ermöglicht es, die unterschiedlichen Vorstellungen zu teilen sowie alle Wünsche und Ängste zu äußern.[182] Dies kann Eltern am besten vermittelt werden, wenn sie es im Beratungsprozess unmittelbar selbst erleben.

> Simons Eltern suchen Beratung, weil sie ihm seine Zeugung in einer österreichen Kinderwunschklinik mittels Samenspende nicht verheimlichen möchten, sind aber bezüglich des Zeitpunkts der Mittteilung unsicher. Als ich die beiden frage, welche Vorstellungen sie vom Spender haben, gibt es divergente Phantasien. Die Mutter meint, dass es sich um einen altruistischen Mann handeln müsse, der selbst Kinder habe und einem Paar das Gleiche ermöglichen wolle. Sie ist überzeugt, der Reproduktionsmediziner habe jenen Spender, der die meisten Ähnlichkeiten mit ihrem Mann aufgewiesen hat, ausgewählt. Der Vater schmunzelt dazu und äußert, er habe sich immer vorgestellt, dass es sich um einen Mann handle, der Geld benötigt habe. Er hoffe, dass es ein Student gewesen sei und kein Obdachloser. Als die Muttter dazu erstaunt den Kopf schüttelt, greife ich diese eben miteinander geteilten Bilder auf und thematisiere, dass es auch in Simon Phantasien geben werde, wenn ihm die Eltern von dem bedeutsamen Anderen erzählen. In der Folge setzen wir uns damit auseinander, wie es den Eltern möglich werden wird, seinen Vorstellungen gegenüber aufgeschlossen zu sein und sie nicht als bedrohlich zu erleben.[183]

Immer wieder begegne ich Eltern, deren Entscheidung für anonyme Spenden zu Schuldgefühlen ihren Kindern gegenüber führt. Sie unterwerfen sich aus einem unbewussten Bedürfnis nach Sühne in vielen Situationen den Willensäußerungen ihres Kindes und fühlen sich von ihm dominiert.[184] Es fällt ihren schwer, ihrem Kind altersgemäße Grenzen zu setzen und

182 Ehrensaft 2007, S. 132.
183 Lebersorger 2020a, S. 181.
184 Vgl. Anzieu-Premmereur 2021, S. 20ff.

die Haltung der verantworteten Schuld einzunehmen. Dabei muten Eltern ihrem Kind die Frustration einer Grenzsetzung zu, zeigen Verständnis für die mit seinem Protest einhergehenden ärgerlichen Gefühle und helfen ihm, sie zu mentalisieren, indem sie sie benennen.[185]

> So gelingt es der alleinstehenden Mutter der neunjährigen Elisabeth, die mit Hilfe einer anonymen Samenspende gezeugt wurde, nicht, ihrer Tochter adäquate Grenzen zu setzen. Elisabeth tut ihr leid, wenn sie ihr etwas nicht gestattet, aber auch, wenn sie ihr etwas zumuten muss, wie die regelmäßigen Corona-Tests während der Pandemie. Elisabeth wehrt sich heftig dagegen, was ihre Mutter hilflos und traurig macht. Sie bringt sie zu immer neuen Zugeständnissen und Belohnungen. Erst das Durcharbeiten der mütterlichen Ängste, ihr Kind könnte ihr als Jugendliche wegen des fehlenden Vaters Vorwürfe machen, und der Zweifel bezüglich ihres Wunsches nach Familie, die sie nun als Alleinerzieherin oftmals überfordert, führen zu einer Veränderung. Indem der Mutter bewusst wird, dass die Zumutung in der Leerstelle in Bezug auf den väterlichen Anteil besteht und nicht in einer altersgemäßen Erziehungshaltung, wird es ihr möglich, Elisabeth im Sinn der verantworteten Schuld zu begrenzen.

Eltern sollte schon bei der Entscheidung für anonyme Spenden bewusst sein, dass Leerstellen trotz Offenheit nicht ungeschehen gemacht werden können. Ein gemeinsames Tagträumen schützt die Jugendlichen und jungen Erwachsenen auch nicht vor Inzestangst, wie in den Ausführungen über den Familienroman im Kapitel 2 dargestellt.

185 Vgl. Figdor 1999, S. 49ff.; 2002, S. 79f.; Lebersorger 2021a, S. 63ff.

7. Gemeinsam träumen...

> Wo es Leerstellen gibt, werden sie im Geist bereitwillig gefüllt. Die Angst ist immer zur Hand, um Lücken zu schließen, ebenso die Neugier.
>
> *Atwood 2019, S. 330*

Wie Kinder denken

Kinder, die sich unbeschwert entwickeln, sind von sich aus an allem, was sie umgibt, interessiert. Sie streben ihren Eltern oder älteren Geschwistern nach und möchten alles wie sie begreifen und benennen. Das Fragen nach den Namen der Dinge, die sie umgeben – »Was ist das?« – und nach Zusammenhängen – »Warum?« – kann zum Spiel werden, das manche Kinder gar nicht beenden wollen. Es kann für Eltern manchmal recht anstrengend sein, wenn sich ihr Kind im Fragealter befindet.

Die meisten Kinder zeigen Interesse an der Herkunft von Babys und an transgenerationalen Familienbeziehungen, wenn diese Themen nicht mit einem bewussten oder unbewussten Tabu belegt sind. Sie wollen wissen, woher Babys kommen, und vernehmen staunend, dass ihre Eltern selbst einmal kleine Kinder waren und die Kinder der Großeltern sind, wenn diese noch leben. Sie erfahren, dass ihre Onkeln und Tanten Geschwister der Eltern sind. Um sich zu orientieren, stellen sie in dieser Zeit wiederholt unzählige Fragen, wer das Kind oder das Geschwister von wem sei.

Kinder befinden sich bis zur Schulreife in der magischen-animistischen Phase, in der sie die Welt der Dinge belebt und vermenschlicht wahrnehmen. So geben sie ihren Puppen und Kuscheltieren zu essen, legen sie schlafen, lassen sie weinen, trösten, maßregeln, untersuchen sie und verarbeiten somit spielerisch, was sie im Moment beschäftigt. Ihr Denken ist eng an ihre eigenen Erfahrungen geknüpft und wird von Piaget daher als »anschauungsgebundenes Denken« bezeichnet.[186] Wie bereits im Kapitel 2 dargestellt, bilden sie auch in Bezug auf Zeugung, Schwangerschaft und Geburt, ausgehend von ihrem unmittelbaren Erleben, eigene Vorstellungen, an denen sie trotz Aufklärung oft noch längere Zeit überzeugt festhalten.

Der Wachstumsschub des ersten Gestaltwandels und die damit verbundene kognitive Reifung um das sechste Lebensjahr bewirken, dass die magische Welterfassung zugunsten einer realistischeren zunehmend in den Hintergrund tritt. Magisches Denken bleibt aber beispielsweise weiterhin in Form von Aberglauben oder Esoterik als Denkmodus erhalten, auf den vor allem in belastenden Zeiten zurückgegriffen wird.

Das Schulkind befindet sich in der Phase der konkreten Denkoperationen, in der es alles ohne eigene Phantasiebildung verstehen möchte. Es entwickelt eine zunehmend sichere Realitätsprüfung, was bedeutet, dass es zwischen belebt und unbelebt, zwischen seinen Phantasien und der Wirklichkeit unterscheiden kann. Es nähert sich dem Weltverständnis der Erwachsenen an, vermag in Kategorien zu denken, versteht, dass sich Mengen nicht verändern, wenn nichts hinzugefügt oder weggenommen wird, und kann sich in die Position anderer hineinversetzen. Wie ein Wissenschaftler will es nun Zusammenhänge erforschen, wo in jüngeren Jahren magisch-animistische Vorstellungen dominierten.

Mit dem hormonell ausgelösten pubertären Wachstumsschub, der den Übergang von der Kindheit ins Erwachsenenalter einleitet und auch das Gehirn verändert, erreichen Jugendliche die Stufe des logisch-abstrakten Denkens. Ab diesem Alter vermögen sie Themen intellektuell so zu erfassen wie Erwachsene. Bei Jugendlichen findet sich oft der Abwehrmechanismus der Intellektualisierung, womit sie durch Theoretisieren und Distanzierung vom emotionalen Erleben latente Triebängste zu verringern suchen.[187]

186 Piaget 1976, S. 135ff.
187 Freud, A. 1980, S. 123ff.

Magisches Denken findet sich bei Jugendlichen und Erwachsenen, wenn psychischer Stress die Realitätsprüfung beeinträchtigt, aber auch, wenn naturwissenschaftliche Zusammenhänge für Laien schwer nachvollziehbar sind. So wie einem Kleinkind technische Geräte wie Waschmaschine, Fernseher oder Smartphone magisch erscheinen, können hochkomplexe und daher schwer nachvollziehbare biotechnische Verfahren frühe, bereits dem Vergessen anheimgefallene kindliche Theorien aktivieren. Wenn beispielsweise von der Genschere CRISP Cas9 berichtet wird und deren Möglichkeiten ins menschliche Genom einzugreifen, werden leicht Bilder von realen Scheren oder dem kastrierenden Schneider aus der Geschichte des Daumenlutscher-Jugen im *Stuwwelpeter* (1844) assoziiert.[188]

Was wollen Kinder wissen?

Kinder beobachten ihre Bezugspersonen genau und erfassen ihre emotionale Gestimmtheit. Wenn ihre Mutter erneut schwanger ist, erahnen Kinder, meist schon lange bevor die Neuigkeit mit ihnen geteilt wird, dass sich etwas verändern wird. Sie spüren, dass die Mutter einen Teil ihrer Bezogenheit etwas Neuem zuwendet. Auch wenn Eltern mit ihren Kleinkindern nicht über die Schwangerschaft sprechen, weil sie denken, sie verstünden oder merkten ohnehin nichts, spüren diese die emotionalen und beobachten die körperlichen Veränderungen der Mutter und phantasieren darüber. Kinder wollen zuerst wissen, wo ein Baby heranwächst. Je nach Alter sollten sie vom Mutterkörper oder bereits von der Gebärmutter erfahren. Da sie tagtäglich erleben, dass sie die Exkremente aus ihrem Körper ausscheiden, bezieht sich ihr nächstes Forschungsinteresse darauf, wie das Baby aus der Mutter herauskommt. Manche Kinder stellen sich vor, dass Babys durch den Anus oder den Nabel geboren werden, weil ihnen diese beiden Körperzonen im Gegensatz zur verborgenen Anatomie des weiblichen Körpers

188 Hoffmann 2017.

unmittelbar vertraut sind. Kinder brauchen nicht nur Worte für das weibliche Genitale, sondern sollen auch wissen, dass Babys entweder durch die Scheide oder mittels Kaiserschnitt zur Welt kommen. Wenn ein Kind von einer anderen Frau, als seiner sozialen Mutter geboren wurde, darf ihm das auch im Kleinkindalter nicht vorenthalten werden. Das betrifft nicht nur Adoptiv- und Pflegekinder, sondern auch Kinder, die von einer Leihmutter geboren werden. Zukünftige Adoptiv- und Pflegeelten setzen sich in Vorbereitungskursen intensiv damit auseinander, wie sie ihrem zukünftigen Kind, sofern es ein Baby oder Kleinkind ist und keine bildhaften Erinnerungen an seine biologischen Eltern hat, von Anfang an vermitteln, dass es, so wie viele andere Kinder auch, mehrere Elternpersonen hat. Die Kinderwunschmedizin lässt ihre Eltern mit dieser herausfordernden Aufgabe weitgehend allein.[189]

Zuletzt interessiert das Kind, wie das Baby entsteht und in den Körper, Bauch oder Uterus der Mutter hineingekommen ist. Hier sollten Kinder nach assistierter Zeugung, je nach Entwicklungsstand, sowohl über natürliche Zeugung aufgeklärt werden als auch über Befruchtung mit Hilfe eines Arztes/einer Ärztin, wie bei ihnen und vielen anderen. Die Detailliertheit ist abhängig vom Entwicklungsstand des Kindes. Bei Verwendung von Fremdgameten kann auch schon sehr kleinen Kindern gesagt werden, dass ein Mann, eine Frau oder beide mitgeholfen haben, dass sie entstanden sind. Ob dabei gleich oder in einem weiteren Schritt die Samen- und Eizellen in ihre Entstehungsgeschichte eingeführt werden, hängt wiederum vom Entwicklungsalter des Kindes und seinen Fragen ab. Bei gleichgeschlechtlichen oder alleinstehenden Eltern nimmt die gegengeschlechtliche Spenderperson die Position der Mutter oder des Vaters ein. Kleinkinder fragen oft nach ihrer Mama oder ihrem Papa und brauchen diesbezügliche Offenheit. Informationen über kryokonservierte Geschwister-Embryonen sind in der Phase des magischen Denkens nicht kindgerecht, weil sie zu angstvollen Phantasien führen können.[190] Phantasien, die um die Embryonen kreisen, treten auch im Erwachsenenalter

189 Vgl. Sobanski 2021, S. 209.
190 Vgl. Auhagen-Stephanos 2017b, S. 73.

auf, wie mir Eltern verschiedentlich berichten und es Christine Hochgerner beschreibt:

> »Dabei versucht sie sich immer vorzustellen, dass sie nah aneinander – beinahe so, als ob sie miteinander kuscheln würden – in ihrem eisgekühlten Bettchen aus flüssigem Stickstoff liegen.« (Hochgerner 2019, S. 51)

Es ist immer wichtig, Kindern so viel mitzuteilen, wie sie aufnehmen und verstehen können und wie viel sie wissen wollen. Sie benötigen dabei die Bereitschaft und Offenheit ihrer Eltern, über alles zu sprechen und all ihre Fragen zu beantworten.

Wer seid Ihr?

Bei anonymen biologisch Anderen müssen Kinder erfahren, dass ihre Eltern die SpenderInnen nicht kennen. Wenn Eltern Basisinformationen haben, können sie diese mit dem Kind teilen und gemeinsam dazu phantasieren. Dieses gemeinsame Tagträumen, von Diane Ehrensaft »familiäre Reverie« genannt, eröffnet einen emotionalen Raum für Wünsche, Ängste und weitere eingehende Auseinandersetzung in jedem Lebensalter.[191]

Die Bedeutung, gemeinsam tagzuträumen, kann Eltern am besten vermittelt werden, wenn sie es in einem geschützten Gesprächsrahmen selbst erleben. Ich ermutige sie immer, miteinander und mit mir zu teilen, welche Phantasien in ihnen zu ihrem Kind und den SpenderInnen aufkommen, so weit hergeholt sie auch sein mögen.

191 Ehrensaft 2007, S. 132.

Ein Elternpaar möchte kurz nach der Geburt des Sohnes reflektieren, wie sie ihm gegenüber mit der anonymen Samenspende, die im Ausland erfolgte, als der Vater dort beruflich tätig war, umgehen sollen. Sie machten sich anfangs bezüglich der Anonymität keine Gedanken, sind aber, seit ihr Kind auf der Welt ist, diesbezüglich zunehmend unsicher. Der Vater erzählt, dass er über den Spender erfahren habe, dass dieser als Student in der Football-Mannschaft des Colleges gespielt habe. Obwohl er sich selbst aus American Football nicht viel mache, hofft er für seinen Sohn, dass er sportlich wird, anders als er selbst. Die Mutter ergänzt, dass sie doch auch erfahren hätten, dass der Spender Golden Retriever züchten würde. Sie hätten bereits während der Schwangerschaft überlegt, später einmal einen Hund zu nehmen. Die Eltern lächeln sich an, und auch in mir steigen verschiedene Bilder hoch. Ich verweise auf die gemeinsam geteilten Vorstellungen und versichere ihnen, dass sie solche Situationen auch mit ihrem Sohn erleben werden. Dieser wird eigene Phantasien und Wünsche haben, woraus sich Geschichten entwickeln können, selbst wenn der Spender unbekannt bleiben wird.

Ich versuche, mit Eltern auch herauszufinden, worin ihnen ihr Kind ähnelt und welche Merkmale und Eigenschaften sie mit den bedeutsamen biologisch Anderen verbinden. Diesbezügliche Phantasien tragen zu einem besseren Verständnis der elterlichen Einfälle und Zuschreibungen an ihr Kind bei.

Eine Mutter kann sich zu einem markanten äußeren Merkmal ihres Sohnes, den sie durch eine anonyme Embryonenspende bekommen hat, nicht äußern. Sie meint verwundert, sie hätte noch nie darüber nachgedacht. Erst einige Gespräche später kommt sie darauf zurück, und wir können uns vorsichtig ihren Gedanken und Gefühlen nähern. Ich schaffe eine Verbindung zu später, einer Zeit, in der für ihren Sohn Herkunftsfragen wichtig sein werden.

Es ist günstig, wenn sich Eltern mit ihrer Einstellung zur Anonymität und ihrem Umgang damit auseinandersetzen, bevor das Kind zu fragen beginnt. Wenn Eltern aber von einer Frage überrascht werden oder sich im Augenblick überfordert fühlen, hilft es, dem Kind zu vermitteln, dass sie darüber nachdenken, ihm die Antwort zeitnah geben werden und das dann auch tun.

Die Mutter des zweijährigen Yannick, der mittels anonymer Samenspende gezeugt wurde, hat sich vorgenommen, seine Entstehung einmal zum Thema zu machen, aber sich noch keine Zeit gegeben, sich eingehend damit auseinanderzusetzen. Auf dem Spielplatz treffen sie eine benachbarte Familie, deren Tochter ein wenig älter ist als Yannick. Diese fragt die Mutter, wie sie heiße. Dann fragt sie, wie Yannicks Papa heiße. Die Mutter berichtet, dass sie eine Hitze in sich aufsteigen fühlt und nicht antworten kann. Sie lenkt ab, indem sie dem Mädchen sagt, wie der Onkel von Yannick heißt. Im Nachhinein können wir gemeinsam in sicherem Abstand überlegen, was die Mutter hätte antworten können. Für sie wird es in Zukunft passend sein zu sagen, dass sie das nicht wisse, weil Yannick und sie zum Papa keinen Kontakt hätten.

Wie wichtig Aufklärung ist, vermitteln Kindersachbücher, die Eltern helfen, passende Narrative zu finden.[192] Dabei erscheint es mir immer wichtig, dass Eltern diese Bücher zuerst lesen und spüren, welche Gefühle sie bei ihnen auslösen. Wenn Neid oder Rivalität mit den bedeutsamen Anderen verbunden sind, müssen diese erst durchgearbeitet werden. Danach wird es Eltern möglich, ihrem Kind die Geschichte von dem »netten Mann« oder der »netten Frau«, die ihre Keimzellen zur Verfügung stellen, authentisch vorzulesen.

Immer wieder werden kindliches Denken und kindliche Bedürfnisse in Kindersachbüchern nicht genügend berücksichtigt. So vermittelt das Buch *Wo ist Karlas Papa?* von Pia Olsen, dass die Protagonistin Karla keinen Papa hat:

192 L'Arronge 2012; Maxeiner 2010; Olsen 2017; Silverberg 2014; Thorn 2006; 2018; 2019; Thorn & Herrmann-Green 2009; Thorn & Rinaldi 2011; Thorn & Ritter 2015.

»An der Wand in der Kinderkrippe hängen Fotos von allen Kindern. Unter den Fotos steht, wer ihre Mama und ihr Papa sind. Marthas Eltern heißen Anders und Brigitte. Hannahs Eltern heißen Steve und Jeanette. Ottos Eltern heißen Christina und Tom. Unter dem Foto von Karla steht der Name ihrer Mama: Pia. Es steht kein Name von ihrem Papa da. Karla hat nämlich keinen Papa. Als Karlas Mama ein Kind haben wollte, hatte sie keinen Mann oder Liebsten, mit dem sie dieses Kind zusammen haben konnte. Deshalb ging sie zum Arzt und bat ihn um Hilfe. Der Arzt fand einen Samenspender für Karlas Mama. Ein Samenspender ist ein netter Mann, der anderen Menschen hilft, Kinder zu bekommen. Es gibt viele Spender in der ganzen Welt. Karlas Mama hat den Spender, der ihr geholfen hat, nie getroffen.« (Olsen 2017, S. 8–13)

Ich denke, dass der Samenspender Pias Papa ist, aber dass sie und ihre Mama ihn nicht kennen, so wie es heute in vielen Familien der Fall ist. Die Bezeichnung »Samenspender« sollen bereits Kleinkinder kennen, aber sie ist zu abstrakt, wenn nicht gleichzeitig vermittelt wird, dass der Samenspender, als biologischer Vater, der Papa des Kindes ist. Das passende Narrativ für ein Krippenkind wäre, dass es einen Papa hat, der nicht bekannt ist, weil er ein Samenspender ist, aber nicht, dass es keinen Papa hat. Diesen Ansatz finde ich in der klinischen Arbeit vielfach bestätigt:

Die alleinstehende Mutter der sechsjährigen Cosima berichtet, dass Cosima oft traurig und manchmal wütend darüber sei, dass sie »keinen Papa« habe. Sie klagt oft verzweifelt, dass im Kindergarten alle Kinder einen Papa hätten, nur sie nicht. Die Mutter weiß nicht, wie sie damit umgehen soll, denn sie war zu Cosima immer offen, die mit Hilfe einer anonymen Samenspende von Cryos, der weltgrößten Samenbank, die ihren Sitz in Dänemark hat, gezeugt wurde. Cosima weiß, dass es den Samenspender gibt und kennt das Buch *Wo ist Karlas Papa?* An diesem hat sich die Mutter orientiert. Ich erkläre ihr, dass für Cosima der Begriff »Samenspender« noch zu abstrakt ist und dass sie sich, wie die anderen Kinder, nach einem Papa sehnt. Ich frage die Mutter, ob es für sie vorstellbar sei, dass der Samenspender den Platz des Papas in Cosimas Leben einnehmen dürfe, weil er ja ihr genetischer Vater sei.

Als sie bejaht, lasse ich mir von ihr berichten, was sie von ihm weiß. Die Mutter erzählt, dass sie nur Eckdaten bekommen habe. Sie wisse, dass er Skandinavier sei, groß, schlank und blond, Attribute, die sie auch in Cosima sehe. Ich vermittle, wie wichtig es sei, die Leerstelle mit den wenigen Informationen und den daraus entstehenden Phantasien zu füllen und Cosima zu ermöglichen, diesen unbekannten Vater positiv zu besetzen. Dies braucht aber nicht augenblicklich zu geschehen, sondern die Mutter könne sich damit Zeit lassen, bis sich ein Augenblick findet, an dem Cosima dafür offen ist und der der Mutter passend erscheint. Wir könnten bei weiterführenden Gesprächen miteinander überlegen, welche Gefühle dieser Schritt in der Mutter auslöst und welche Momente passend sein könnten.

Beim Folgetermin berichtet Cosimas Mutter, dass sie meine Anregung sehr beschäftigt hat und dass sie sie bereits umsetzen konnte. Sie erzählt, dass sie Cosima abends seit einigen Wochen die Abenteuer von Pippi Langstrumpf vorliest. Vor einigen Tagen sagte sie ganz spontan und intuitiv zu ihr, dass ihr Samenspender, so wie Pippi, auch aus Skandinavien komme. Cosima sah sie mit großen Augen an. Da sie schon über Pippis Vater, der König auf einer Südseeinsel ist, gelesen haben, fuhr die Mutter fort, dass Pippi nicht bei ihrem Vater lebe, ihn aber kenne, während es bei Cosima ein wenig anders sei, weil sie ihren Vater nicht kenne. Cosima begann daraufhin zu strahlen und rief aus: »Mein Papa ist ein König!« Die Mutter war selbst überrascht und meinte, dass er vielleicht kein König sei, aber sicher ein toller Mann. Seither hat Cosima schon mehrmals von ihrem Papa gesprochen. Indem Cosimas Mutter eine Verbindung herstellte, hat sie ihrer Tochter den Phantasieraum eröffnet, der sich im Austausch mit ihr mit vielen Vorstellungen füllen wird, die sich je nach Cosimas Alter verändern werden.

Auch das folgende Beispiel zeigt, dass korrekte Bezeichnungen für Vorschulkinder viel zu abstrakt sind und nicht positiv besetzt werden können.

Als im Kindergarten für den Vatertag gebastelt wird, will der vierjährige Benedikt erstmals von seiner Mutter wissen, wer sein Papa sei. Sie sagt ihm daraufhin, dass ein Herr Doktor seinem »Erzeuger« und ihr geholfen habe, ihn zu bekommen, und schlägt vor, das Vatertagsgeschenk dem Opa zu geben. Einige Zeit später fragt Benedikt nach diesem Erzeuger und erfährt, dass die Mutter ihn nicht kennt. Er sagt, dass er keinen »Zeuger« haben möchte. Zu seinem fünften Geburtstag will Benedikt seinen Papa einladen. Als ihm die Mutter erklärt, dass das nicht möglich sei, schreit er: »Ich will nicht gezeugt werden!«

Anders geht die Mutter der eineinhalbjährigen Leonie, die einer anonymen Embryonenspende entstammt, mit dem Wunsch nach einem Papa um. Leonie, die erst vor Kurzem zu sprechen begonnen hat, sagt zu ihrem Opa »Papa«. Damit identifiziert sie sich mit ihrer Mutter, die ihren Vater in Gegenwart von Leonie »Papa« nennt. Die Mutter hat ihr schon mehrmals erklärt, dass ihr Vater Leonies Opa ist. Sie habe auch einen Papa, der ein großer Mann mit dunklen Haaren sei. Aber er wohnt weit weg und sie beide kennen ihn nicht. Schwieriger findet die Mutter die Information bezüglich der Eizellspende, über die ihre Eltern nicht Bescheid wissen. Darüber möchte sie Leonie erst in einem Alter informieren, in dem sie das auch verstehen kann. Ich erfahre von der Mutter, dass sie sich eine Kinderwunschklinik in einem Nachbarland gesucht hat, die Embryonen aus nicht für Frischspende verwendeten anonymen Ei- und Samenzellen zeugt. Diese werden mit Steckbriefen, die Eckdaten ihrer genetischen Eltern beinhalten, angeboten und können online ausgewählt werden. Sie hat sich gegen eine Präimplantationsdiagnostik des Embryos entschieden, für die sie hätte extra bezahlen müssen.

Erleben Kinder, dass ihr Wissen-Wollen zu elterlicher Befangenheit führt, dann finden sich unterschiedliche Reaktionen. Manche Kinder stellen keine Fragen, um ihre Eltern zu schonen, andere beginnen zu fragen und stellen es bald ein, da sie die elterliche Unsicherheit spüren. In beiden Varianten bilden sie, ausgehend von Beobachtungen und Gehörtem, eigene Theorien, die oft fernab der Realität liegen, wie in Kapitel 2 beschrieben.

Kinder können auch gegenteilig reagieren, wenn sie spüren, welche Widerstände ihre Fragen bei den Eltern auslösen, und unaufhörlich Fragen stellen, denen die Eltern auszuweichen versuchen. In einem solchen Kontext spüren sie Macht über ihre Eltern, wenngleich ihnen die Zusammenhänge nicht zugänglich sind. Manche Kinder verschieben ihr Interesse auf andere Bereiche, oft auf Gebiete, die ihnen psychodynamisch gedacht Orientierung geben, wie Zahlen, (Fahr-)Pläne, Landkarten, Straßenverkehr, Eisenbahnen u. v. m. Es gibt auch Kinder, die bei altersgemäßer Intelligenz eine neurotische Denkhemmung entwickeln, die sich in schulischer Leistungsschwäche äußert, weil ihr Wissen-Wollen das familiäre Gefüge bedrohen könnte.

> Der zehnjährige Lorenz wird wegen Schulversagens vorgestellt. Er merkt sich Lernstoff nicht, trödelt bei den Aufgaben, zeigt wenig Interesse an schulischen Themen und ist noch sehr verspielt. Im Verlauf des Erstgesprächs fragt der Vater, ob es sein könne, dass Lorenz' Verhalten ererbt sein könnte. Auf mein verwundertes Nachfragen erfahre ist, dass Lorenz mit einer Samenspende gezeugt wurde. Die Eltern versprachen einander, dass ihr Sohn das niemals erfahren solle, obwohl die Großeltern eingeweiht sind. Die Eltern haben Lorenz über seine Entstehung nicht informiert und betonen, dass er daran auch keinerlei Interesse habe, da er nie Fragen zu Sexualität und Kinderkriegen gestellt hat. Er wurde von ihnen nicht aufgeklärt, da sie der Auffassung sind, dass dies die Schule übernehmen solle. Die Eltern, die eine genetische Ursache vermuten, wehren Überlegungen des Zusammenhangs zwischen Zeugung, Familiengeheimnis und Denkhemmung verständnislos ab. Sie schlagen das Angebot aus, einen Prozess der Auseinandersetzung zu beginnen, der ihnen ermöglichen soll, Lorenz gegenüber die Samenspende nicht mehr zu tabuisieren.

Aufklärung im 21. Jahrhundert

Diane Ehrensaft weist mit ihrer »twenty-first-century birth story«[193] darauf hin, dass es in einer Welt, in der es neben traditioneller auch homo- und transsexuelle Elternschaft und bedeutsame Andere im Zeugungs- und Entstehungsprozess gibt, eine erweiterte Form der Aufklärung angezeigt ist:

> »Es braucht eine Eizelle und eine Samenzelle, um ein Baby zu machen, und einen Ort, an dem es wachsen kann, den man Gebärmutter nennt. Menschen, die mit den Chromosomen XY geboren werden, haben Samenzellen und Menschen mit XX Eizellen, außer ihr Körper kann diese nicht herstellen. Menschen mit Chromosomen XX haben auch eine Gebärmutter, daher wachsen Babys in ihnen und nicht in Menschen mit XY Chromosomen, weil diese keine Gebärmutter haben. Die meisten Menschen, die Du kennst, und die XX Chromosomen haben, sind Frauen, aber einige sind Männer und einige sind dazwischen. Die meisten Menschen, die du kennst, und die XY Chromosomen haben, sind Männer, aber einige sind Frauen und einige sind dazwischen. In einigen Familien gibt es eine Mama mit XX Chromosomen und einer Eizelle und einen Papa mit XY Chromosomen und Samenzellen. Wenn die Mama und der Papa ein Baby möchten, kommt die Eizelle der Mama mit einer Samenzelle des Papas zusammen und das Baby wächst dann in der Gebärmutter der Mama, bis es herauskommt.
>
> In einigen Familien mit einer Mama und einem Papa, der XY Chromosomen hat, hat der Papa Samenzellen, aber die Mama hat keine Eizelle, entweder weil sie nur ein X Chromosom hat oder weil ihre zwei XX Chromosomen keine Eizelle machen konnten. Diesen Familien kann jemand mit XX Chromosomen und Eizellen diese der Mama und dem Papa geben, damit sie ein Baby haben können, in dem sie Papas Samenzellen und die Eizellen der anderen Person verwenden können. [...]« (Ehrensaft 2016, S. 119, Übersetzung KJL)

193 Ehrensaft 2016, S. 118.

Ich habe den Beginn von Ehrensafts zeitgemäßer Herkunftsgeschichte übersetzt, die sich über zwei Seiten erstreckt, und alle nur möglichen Formen von Zeugung miteinschließt. Sie endet mit männlicher homosexueller Elternschaft:

> »[...] Manchmal gibt es zwei Papas mit XY Chromosomen. Beide haben Samenzellen, aber sie brauchen auch eine Eizelle und eine Gebärmutter, damit ihr Baby wachsen kann. So wie beim Single-Vater wird ihnen manchmal die selbe Person mit XX Chromosomen Eizellen für die Samenzellen geben und das Baby in ihrer Gebärmutter wachsen lassen. Manchmal wird eine Person den Papas ihre Eizellen geben und eine andere Person wird das Baby in ihrer Gebärmutter wachsen lassen, nachdem die Eizelle und die Samenzelle zusammengebracht wurden. Manchmal entscheiden die zwei Papas mit den XY Chromosomen, die ja beide Samenzellen haben, dass sie diese miteinander mischen, um ihr Baby zu machen, und weil dazu ja nur eine einzige Samenzelle notwendig ist, wissen sie, dass es nicht Samenzellen von ihren beiden sein werden, sondern nur eine von einem von ihnen, die das Baby macht, aber sie wollten es auf diese Weise tun, damit beide Papas die Chance bekommen, ein Baby zu machen.« (Ehrensaft 2016, S. 120, Übersetzung KJL)

Narrative, in denen Zeugung in einem prokrativen Liebesakt völlig ausgespart ist, erschienen mir anfangs befremdlich, so wie das Kinderbuch von Cory Silverberg,[194] das sachlich alle Formen assistierter Reproduktion umfasst. Meine klinischen Erfahrungen haben mir jedoch gezeigt, dass sie in hochkomplexen Herkunftskonstellationen gut passend sind, wenn die emotionale Dimension nicht ausgespart bleibt.

194 Silverberg 2014.

8. Ist Leihmutterschaft sexy?

> »Na ja, manche Kinder kriegen die Geschichte von den Bienchen und den Blümchen zu hören und bei mir ging's eben um Reagenzgläser und Leihmütter.«
> Sie senkte den Kopf ganz dicht neben Billys, fing an zu schielen und ließ die Zunge seitlich aus dem Mund hängen. Mit noch tieferer und rauerer Stimme als sowieso schon raunte sie: »Ich wurrrde im Laborrr errrschaffen, wie bei Doktorrr Frrrankenstein.«
>
> *Lange 2015, S. 116*

Sonderstatus Leihmutterschaft

»Leihmutterschaft ist sexy!«, bringt es die Schweizer Politphilosophin und Bestsellerautorin Regula Stämpfli[195] beim Arbeitstreffen des Vereins »Stoppt Leihmutterschaft« am 22. Februar 2022 auf den Punkt.[196] Sarah Jessica Parker, die die Hauptrolle in *Sex and the City* spielt, und das irisch-griechische Glamour-Model Georgia Salpa Penna, ließen ihre Kinder von Leihmüttern austragen und befördern so dieses Image.[197] Allen am Treffen Teilnehmenden wird wieder einmal deutlich bewusst, dass das Eintreten für Kinder- und Menschenrechte sowie für kindliche Entwicklungs-

195 Online: https://diepodcastin.de/ [23. April 2022].

196 Online: https://www.stoppt-leihmutterschaft.at/ [23. April 2022].

197 Online: https://www.sueddeutsche.de/leben/zwillinge-fuer-sarah-jessica-parker-eine-oeffentliche-schwangerschaft-1.92584 [23. April 2022].
Online: https://www.irishmirror.ie/news/surrogate-mum-gave-birth-georgia-7016437 [23. April 2022].

bedürfnisse von den BefürworterInnen und LobbyistInnen sowie einem Teil der von sozialen Medien beeinflussten jungen Generation als reaktionär zurückgewiesen wird. Leihmutterschaft trennt Sexualität, Fortpflanzung und Elternschaft in radikalster Weise.[198] Stämpfli zeigt auf, dass die Körperlichkeit von Schwangerschaft und Geburt durch Leihmutterschaft unsichtbar gemacht und diese wiederum durch »fashionable storytelling« gesellschaftsfähig wird.[199] Es gibt zwar zahlreiche kritische Stimmen gegen diese Form des Kinderhandels sowie Berichte und Dokumentationen zu den Machenschaften kommerzieller Leihmutterschaft, aber der mediale Grundtenor ist überwiegend positiv.[200]

Aus Sicht des Kindes nimmt Leihmutterschaft, meist in Form kommerzieller Tragemutterschaft, einen besonderen Platz unter den assistierten Reproduktionstechnologien ein, da sie in extremer Weise kindliche Entwicklungsbedürfnisse und Kinderrechte missachtet.[201] Im Gegensatz zu den anderen Reproduktionsmethoden wird dem Neugeborenen die Trennung von der Mutter, in deren Körper es sich während der Schwangerschaft entwickelt und auf die es mit all seinen Sinnen bezogen ist, zugemutet. Dieser Bruch der Kontinuität des Beziehungserlebens ist geplant, vertraglich fixiert und fast immer hoch bezahlt. Durch ihn wird die psychische Entwicklung des Kindes massiv belastet. Dieses Faktum wird von den meisten AkteurInnen verleugnet oder bagatellisiert. Aus psychodynamischer Sicht befinden sich die Bestelleltern und die BefürworterInnen, die lautstark eine umfassende Legalisierung fordern, in einem eklatanten Widerspruch zwischen dem Wunsch, das Beste für ihr Kind zu wollen, und einem Handeln, das seine Entwicklung emotional massiv erschüttert!

198 Vgl. Leithner-Dziubas 2019, S. 37.

199 Vgl. Stämpfli 2018.

200 Vgl. Bachinger 2015, S. 111ff.; 2021, S. 129ff.; Brand Frank, Zippi (2009): Google Baby, online: https://www.youtube.com/watch?v=pQGlAM0iWFM [25. April 2022].

201 McLatchie & Lea 2022, S. 21ff.

Drinnen und draußen

Der Embryo steht von Beginn der Schwangerschaft an mit seiner Mutter körperlich, sinnlich und emotional in engster Verbindung. Neueste Erkenntnisse der Epigenetik zeigen, dass das menschliche Genom keineswegs stabil, sondern veränderbar ist und seine Umgestaltung an die nächste Generation weitergegeben wird. Umweltfaktoren entscheiden, welche Gene aktiv werden und welche ruhen. In der Schwangerschaft ist dafür der Mutterkörper und unmittelbar nach der Geburt die Beziehungskontinuität und Sicherheit, die sie und die primären Bezugspersonen geben, ausschlaggebend. So bestimmen während der Schwangerschaft epigenetische Prozesse, wie sich der Embryo entwickelt.[202] Über die Placenta wird der Embryo, der sich zum Fötus entwickelt, mit Sauerstoff und Nährstoffen versorgt und nimmt am Stoffwechselgeschehen seiner Mutter teil. Auf der Ebene der Sinne nimmt der Körpersinn, der die Oberflächen- und Tiefensensibilität sowie das Gleichgewichtssystem umfasst, gleich nach der Anlage der Organe seine Funktion auf. So spürt das heranwachsende Kind nicht nur die Bewegungen seiner Mutter, sondern auch die Begrenzungen des Raums, in dem es heranwächst, sein Gehalten-Werden durch die Gebärmutter. Der Fötus kann das Fruchtwasser schmecken und beginnt zwischen der 22. und 24. Schwangerschaftswoche alle Geräusche im Mutterleib und in der nahen Umgebung zu hören. Er nimmt als Grundrhythmus den mütterlichen Herzschlag wahr, Verdauungsgeräusche und die Stimme der Mutter. Das Baby hört auch die Gespräche mit ihren Bezugspersonen, die Musik, aber auch die Umweltgeräusche, die die Mutter umgeben. Gegen Ende der Schwangerschaft öffnen sich die geschlossenen Lider und ermöglichen, rot-violette Farbtöne zu sehen. Der Geruchssinn, der Luft benötigt, nimmt unmittelbar nach der Geburt seine Funktion auf. Die emotionale Gestimmtheit der Mutter vermittelt sich über körperliche Parameter. So variieren Herzfrequenz, Durchblutung der Placenta oder Stresshormone je nach An- beziehungsweise Entspannung und vermitteln

202 Huber 2012, S. 104ff.

dem Ungeborenen bereits, ob es erwünscht ist oder ob seine Mutter sich auf die Schwangerschaft nicht einzulassen vermag. Obwohl die Mutter-Kind-Bindung mit der Zeugung und phantasmatisch bereits davor beginnt,[203] wird Leihmüttern ausdrücklich empfohlen, sich nicht an ihr Kind zu binden, um es nach der Geburt problemlos abgeben zu können. Um die Bezogenheit möglichst gering zu halten, wird die Tragemutterschaft favorisiert, bei der ein genetisch fremdes Kind auszutragen ist. Leihmütter verpflichten sich vertraglich, bei Bedarf eine Embryonenreduktion vornehmen zu lassen, um die gewünschte Zahl an Kindern auszutragen und sie nach der Geburt den Bestelleltern zu überlassen. In der technischen Verfügbarkeit der Leihmütter verwirklicht sich eine neoliberale Ideologie möglichst unbegrenzter Verfügbarkeit.[204] Obwohl in den meisten Ländern nur Frauen als Leihmütter rekrutiert werden, die bereits eigene Kinder haben, verpflichten sie die Verträge großteils zu einer Kaiserschnittentbindung, auch wenn die Frau bereits normal geboren hat. Dies gewährt größtmögliche Kontrolle der Dienstleistung. Ihre Reproduktionsarbeit hat darüber hinaus Auswirkungen auf die Kinder und Familien der Leihmütter, die im Diskurs meist unberücksichtigt bleiben.

Einblicke und Abgründe

Die Sozialanthropologin und Geschlechterforscherin Veronika Siegl untersucht die emotionale Anpassungsleistung russischer und ukrainischer Leihmütter.[205] Um unter der großen Zahl der Bewerberinnen geeignete Frauen auszuwählen, müssen alle ausführliche psychologische Testverfahren durchlaufen. Eine wesentliche Qualifikation liegt in der Fähigkeit, die Reproduktionsarbeit im »business style« zu leisten.[206] Eine Klinikleiterin führt aus,

203 Vgl. Auhagen-Stephanos 2018a; Lebersorger 2018c.
204 Metzger 2021, S. 48.
205 Vgl. Siegl 2015; 2018.
206 Siegl 2018, S. 64.

dass jene Kandidatinnen ausgesondert werden, die den vorbereitenden und begleitenden Behandlungserfordernissen kognitiv nicht folgen können und die kritischen, die ärztliche Vorschriften zu oft hinterfragen.[207] Die Leihmütter selbst erleben die Schwangerschaft als Arbeit und nicht als altruistischen oder fürsorglichen Akt und externalisieren oder verleugnen unerwünschte Gefühle.[208] Die Herausforderung besteht vor allem darin, eine die eigene Gefühlswelt schützende Distanz zum Baby zu wahren und sich gleichzeitig gut genug um die Schwangerschaft zu kümmern. Trotz der Ent-Emotionalisierung der Schwangerschaft finden sich in den Interviews Schuldgefühle und Scham, was zur Verheimlichung gegenüber dem sozialen Umfeld führt.[209]

Sehr authentisch schildert Jessica Geißdörfer ihre Erfahrungen auf dem Weg zu ihren Wunschkindern. Sie und ihr Mann Armin entscheiden sich nach vielen vergeblichen Behandlungszyklen, denen sie sich im Lauf von zwölf Jahren in Deutschland unterzogen haben, für ein Leihmutterschaftsprogramm der ukrainischen Klinik BioTexCom. Trotz »einer nicht zu leugnenden fabrikähnlichen Betriebsamkeit«[210] überzeugt sie deren »Babygarantie«,[211] die dem Paar die Zwillinge Theresa und Niklas beschert.[212] Über die Leihmutter erfährt das Paar Vornamen, Alter und dass sie Mutter von zwei Kindern ist.[213] Nach der unerwarteten Frühgeburt der Zwillinge Wochen vor ihrem Geburtstermin verbringen die Babys einige Zeit auf der Neonatologie. Dort müssen sie von den Eltern versorgt werden, bevor sie sie mit in die Heimat nehmen können. Die Mutter stellt Überlegungen zur Oberschwester der Neonatologie an:

»Was musste wohl in ihrem Kopf vorgehen, wo sie nun so direkt mit dem Paar konfrontiert wurde, das die Kinder, die dort auf Station lagen,

207 Ebd., S. 64.
208 Ebd., S. 69f.
209 Ebd., S. 70.
210 Geißdörfer 2018, S. 47.
211 Ebd., S. 23.
212 Ebd., S. 67.
213 Ebd., S. 56.

> mehr oder weniger gekauft hatte und nun, wenige Tage nach der Geburt, plötzlich auftauchte und die Kinder sehen wollte. Positive Emotionen waren in ihrem Gesicht auf jeden Fall nicht zu erkennen. Auch durch die Sprachbarriere waren wir nun völlig eingeschüchtert.« (2018, S. 68)
>
> Während ihre Leihmutter ohne Probleme die Babys abgibt, erzählen andere Bestelleltern, ihre »Leihmutter konnte den beiden nicht in die Augen schauen und hatte schwer damit zu kämpfen, das Kind abgeben zu müssen« (2018, S. 85).

Wie in Kapitel 1 dargestellt, hat der russische Angriffskrieg auf die Ukraine das Geschäft mit der Leihmutterschaft wieder in den Blickpunkt der Öffentlichkeit gerückt. Dabei wurde auf die wartenden Babys und die bangenden Bestelleltern fokussiert. Sofi Oksanens bereits zitierter Roman *Hundepark* prangert die Machenschaften der ukrainischen Leihmutterschaftsindustrie an:

> »Nur die künftigen Eltern genossen juristischen Schutz, während Spenderinnen und Leihmütter keinerlei Rechte besaßen. [...] Das andernorts anonyme Spenden würde nicht ewig möglich sein; doch bei uns würde es das immer geben. Allein schon die Gesetzesänderung in Großbritannien hatte die Anzahl der aus dem Inselstaat einreisenden Kunden exponentiell steigen lassen. Bei uns konnte man das Geschlecht des Kindes wählen, bei uns erschien der Name der Leihmutter nicht in der Geburtsurkunde, bei uns würde man die Kunden nicht mit Prüfungen ihres Hintergrunds belästigen, und bei uns würde ein endloser Strom hellhäutiger Schönheiten als Spenderinnen zur Verfügung stehen.« (Oksanen 2022, S. 173f.)

Auch wenn in den USA offene Programme als altruistische Dienstleistung in gegenseitigem Respekt angeboten werden,[214] werden damit ausschließlich die Interessen der Erwachsenen bedient und die Auswirkungen auf die Kinder ignoriert.[215]

---

214 Vgl. König 2019, S. 9ff.
215 Vgl. Coles 2021, S. 134.

Tom Licht und Djamila Grossman finden in Jasmin und Andreas ein Schweizer Paar, das bereit ist, über seine Familiengründung mit Hilfe der amerikanischen Leihmutter Beth im Form einer Fotodokumentation mit Interviewpassagen zu berichten. Die beiden stehen in engem Austausch mit Beth und ihrem Mann William, die angeben, aufgrund ihrer Werte nur für heterosexuelle Paare diesen reproduktiven Dienst anzubieten.[216] Eindrücklich schildert Jasmin ihre Verzweiflung: »Ich dachte, entweder bekomme ich ein Kind oder ich sterbe.« (2019, S. 36) Und sie berichtet über ihre Ängste:

»Wir hatten wahnsinnige Angst vor der Leihmutter. Sie war eine bedrohliche Figur, weil sie es ist, die das Kind austrägt.[217] Was ich eben nicht kann. Wenn Dir als Frau gesagt wird, du kannst kein Kind haben und du sollst eine andere nehmen, dann findest du diese Vorstellung im ersten Moment ja nicht sympathisch, oder?« (2019, S. 52)

Die beiden Paare lernen sich kennen, verbringen Zeit miteinander und planen in Kontakt zu bleiben. Das Baby ist im Buch fotografisch als Embryo im Acht-Zell-Stadium präsent, sein Erleben wird nicht reflektiert, was repräsentativ für den Umgang mit Kindern nach Leihmutterschaft ist.

Eine niederländische Arbeit zu rechtlichen Konzepten altruistischer Leihmutterschaft in Großbritannien und den Niederlanden kommt zu dem Schluss, dass Regulierung keine bessere Schutzwirkungen für Kinder und Frauen haben, den Leihmutterschaftstourismus nicht verhindern und die Praxis der Leihmutterschaft fördern. Mit solchen Regelungen trägt der Staat zur Illusion eines ethischen Vorgehens und zur Verletzung von Kinderrechten bei.[218]

Über die Kinder wird dann berichtet, wenn sie von den Bestelleltern nicht angenommen und bei der Leihmutter zurückgelassen werden, wie »Baby Gammy« 2014 in Thailand. Während die australischen Bestelleltern von

216 Licht & Grossman 2019, S. 70.
217 Vgl. Leithner-Dziubas 2019, S. 40.
218 Vgl. van Beers & Bosch 2020, S. 355ff.

Zwillingen das gesunde Geschwisterkind mit nach Hause nehmen, lassen sie den Zwilling mit Down-Syndrom zurück.[219] Auch von jenen Kindern, die in ukrainischen Kinderheimen landen, weil sie eine Behinderung haben, wird punktuell berichtet, wie von der dreieinhalbjährigen Bridget, deren Schicksal ORF-Korrespondent Christian Wehrschütz am 20. September 2019 aufzeigt. In der Sendungsbeschreibung heißt es:

> »Sich ein eigenes Kind zu wünschen, aber keines zu bekommen, stellt viele Menschen auf eine harte Probe. Adoption ist ein Weg, sich diesen Wunsch zu erfüllen. In der Ukraine gibt es noch einen anderen. Denn die Ukraine ist eines der wenigen Länder in Europa, in dem Leihmutterschaft erlaubt ist, und zwar auch für Ausländer. Voraussetzung ist eine Ehe zwischen Mann und Frau. Eine Leihmutterschaft kostet dort insgesamt etwa 40.000 Euro, in Tschechien 50.000 Euro, in den USA aber doppelt bis drei Mal so viel. Die ungenaue gesetzliche Regelung der Leihmutterschaft sowie das schlechte Justizwesen führen aber auch zum Missbrauch von Leihmutterschaft in der Ukraine. Vor allem, wenn das Kind nicht so ist, wie sich die künftigen Eltern das vorstellen.«[220]

Ich selbst war nur zwei Mal mit Kindern, die von einer Leihmutter geboren wurden, befasst. Das bereits auf Seite 62f. beschriebene Baby reagierte auf die einschneidende Trennung mit einer Regulationsstörung. Obwohl es den beiden Vätern große Sorgen bereitete, konnten sie das Angebot einer Eltern-Säuglings-Psychotherapie nicht annehmen. Ein älteres Kind zeigte eine generalisierte Angststörung, die sich aufgrund herausfordernder Entwicklungsbedingungen nicht allein auf die postnatale Trennung von der gestationalen Mutter zurückführen ließ.

Der dringliche Wunsch nach einem eigenen Kind mit der damit verbundenen Verzweiflung, wenn er sich als unerfüllbar herausstellt, ist zutiefst nachvollziehbar. Trotzdem ist Leihmutterschaft aus der Perspektive des Kindes kein geeigneter Weg, ihn zu erfüllen. Ihr Einsatz wird von der

219 Online: https://www.faz.net/aktuell/gesellschaft/menschen/eltern-und-leihmutter-streiten-ueber-baby-gammy-13080734.html [24. April 2022].

220 ORF 2, Zeit im Bild 2, 22 Uhr.

Alliance Defending Freedom (ADF) in Bezug auf die Rolle der Leihmütter als menschenrechtswidrig eingestuft.[221] Ein diesbezügliches Verbot verunmöglicht homosexuellen Männern und Frauen, die aus organischen Gründen nicht schwanger werden können, exklusive Elternschaft, bei der die Mutter, die das Kind zur Welt gebracht hat, ausgeschlossen ist. Kindgemäße Alternativen finden sich in Modellen der Co-Elternschaft, in denen das Kind mit allen für es bedeutsamen biologisch Anderen in Beziehung steht, aber auch in Form von Pflege- und Adoptivelternschaft. All diese sind mit spezifischen psychischen Herausforderungen verbunden, so wie Familiengründung durch den Dienst einer Leihmutter, verletzten aber nicht die Rechte des Kindes.

221 Vgl. McLatchie & Lea, S. 2022.

9. Die Not ist groß![222]

> Es war einmal eine Frau, die sich so sehr ein kleines Kind wünschte, aber sie wusste gar nicht, wo sie es hernehmen sollte. Da ging sie zu einer alten Hexe und sagte zu ihr: »Ich möchte von Herzen ein kleines Kind haben. Kannst du mir nicht sagen, wo ich es herbekommen kann?«
> »Das lässt sich schon machen«, sagte die Hexe. »Hier hast du ein Gerstenkorn, das ist aber ganz anders als die Gerstenkörner, die auf dem Feld wachsen oder von den Hühnern gepickt werden. Leg es in einen Blumentopf, dann wirst du was zu sehen bekommen.«
>
> *Andersen 2004, S. 61*

Beratung, Begleitung, Psychotherapie

Ich begrüße alle psychosozialen Angebote, die für potenzielle und reale Eltern einen Denkraum für die Auseinandersetzung mit der psychischen Dimension der künstlichen Befruchtung schaffen, beschreibe im Folgenden jedoch meinen psychoanalytischen Zugang. Die Besonderheit psychodynamischen Verstehens besteht für mich darin, dass es die unbewusste Dimension des Seelenlebens, wie präverbale Erfahrungen, Träume, Konflikte, Verdrängtes u. v. m., sowie die transgenerationale Dimension, die sich in der Bedeutung eigener Kindheitserfahrungen für spätere Elternschaftskompetenz niederschlägt, miteinbezieht.[223] Ein weiterer wichtiger Aspekt ist die Reflexion der Übertragungs-Gegenübertragungsdynamik.

222 Vgl. Lebersorger 2020b.
223 Vgl. Salzberger-Wittenberg 2019, S. 17ff.

Von Beginn des Lebens an werden Beziehungserfahrungen verinnerlicht und bilden veränderbare innere Muster des Gestaltens und Erlebens von sozialen Beziehungen. Unbewusst werden diese in neue Beziehungen hineingetragen und von diesen wiederum geformt. Erlebt ein Kind als Baby verlässliche, fürsorgliche Eltern, so tritt es später mit neuen Personen auf Basis eines Urvertrauens in Kontakt. Überwiegen Unsicherheit oder Angst, werden in neuen Beziehungen Vorsicht oder Kontrolle walten. Die Reaktivierung gespeicherter Beziehungs- und Verhaltensmuster in aktuellen sozialen Kontakten nennt Freud Übertragung. Übertragungsprozesse finden sich in allen Beziehungen, ihnen sollte aber im professionellen Kontext, vor allem besonders in den Gesundheits- und Sozialberufen, besondere Aufmerksamkeit zukommen, um hilfreich wirksam zu werden. Auch die Gefühle, die von den HelferInnen in die professionelle Beziehung eingebracht werden und jene, die das Gegenüber in ihnen auslöst, sind als Gegenübertragung eine wichtige Information für das Verstehen des seelischen Geschehens.[224] Komplexe Reproduktionsgeschichten können als Gegenübertragungsreaktion in den PsychotherapeutInnen Verstörung, Entsetzen, aber auch körperliche Sensationen auslösen.[225] Sie berühren auch die reproduktiven Geschichte der PsychotherapeutInnen und sind daher besonders sorgfältig zu reflektieren.[226]

Wenn in der PsychotherapeutIn als Gegenübertragungsgefühl der Wunsch aufkommt, von einer hochkomplexen Familiensituation nichts mehr hören und sich damit nicht befassen zu wollen, ist sie gefordert zu erkennen, aus welchen Quellen es sich speist. So kann es sich dabei um ihr Gefühl handeln, das in Identifikation mit dem Kind aufkommt, weil ihm schwer Integrierbares zugemutet wird. Es kann sich aber auch um die Identifizierung mit unbewussten Wünschen der Eltern handeln, einer sie überfordernden Situation zu entkommen oder sie ungeschehen zu machen. Diese spüren sie nicht selbst, sondern projizieren sie in die Therapeutin, die sie wiederum in ihre Psyche aufnimmt und anstelle der Eltern empfindet.

224 Vgl. Freud 1917, S. 447ff.

225 Vgl. Bogliatto & De Vried-Goldmann 2018, S. 23f.

226 Vgl. Leithner-Dziubas 2019, S. 43.

Eine solche projektive Identifizierung[227] findet sich bei unerträglichen abgewehrten Gefühlen im psychotherapeutischen Kontext, aber auch in Beratungs- und Begleitungssituationen.

Die jeweils passende psychologisch-psychotherapeutische Intervention hängt ganz von den elterlichen Anliegen, Fragen und Sorgen ab. Analog zu Selma Fraiberg, die unterschiedliche Behandlungsformen ihrer Arbeit mit Säuglingen, Kleinkindern und ihren Eltern beschreibt, unterscheiden sich auch jene im Kontext assistierter Reproduktion. Dabei ist eine exakte Abgrenzung nicht immer möglich.[228]

Suchen Menschen, die über Elternschaftskompetenz verfügen, wozu Empathie für die Entwicklungsbedürfnisse eines Kindes und nicht deren Bagatellisierung zählt,[229] vor Beginn der Kinderwunschbehandlung einen Nachdenkraum oder haben Eltern bezüglich ihrer Entscheidungen Fragen, so ist Beratung angezeigt. Manchmal ist ein Termin ausreichend, oft bedarf es mehrerer Gespräche. Ich empfehle meist zumindest einen weiteren Termin, da dieses Follow-up die Möglichkeit bietet, gemeinsam darüber nachzudenken, was hilfreich ist und wo es weiterer Inputs und gemeinsamer Überlegungen bedarf. Psychoanalytische Beratung orientiert sich nicht an einem vorgegebenen Schema, sondern eröffnet einen Raum für das, was die Eltern bewegt, und stellt Verbindungen zur Geschichte der Eltern, ihren Gefühlen und Wünschen, aber auch zu Befürchtungen ihrem Kind und dessen Entwicklung gegenüber her. Die Beratung soll Eltern befähigen, ihr Kind zu verstehen und in seinen Entwicklungsbedürfnissen zu unterstützen.[230]

Psychologische oder psychotherapeutische Begleitung ist angezeigt, wenn elterliche Fähigkeiten gut entwickelt sind, aber die Besonderheiten des Kindes eine über Beratung hinausgehende Unterstützung nötig machen. Dabei kann es sich um den Umgang und die Verarbeitung von Frühgeburtlichkeit, Geburtskomplikationen, Erkrankungen, Fehlbildungen, chromosomale Besonderheiten u. v. m. handeln. Begleitung erhalten Familien

227 Klein 1946, S. 17.
228 Vgl. Fraiberg et al. 1980b, S. 59f.
229 Vgl. King 2010, S. 11f.
230 Vgl. Fraiberg et al. 1980b, S. 65.

nach Kinderwunschbehandlung aber auch von allen Berufsgruppen, die in der frühen Kindheit oder später mit ihnen befasst sind. Damit sie die rasch steigende Zahl künstlich gezeugter Kinder und ihrer Eltern bestmöglich unterstützen können, wird für sie zukünftig ein Wissen über die spezifischen seelischen Herausforderungen immer wichtiger.

Psychotherapie findet sich in unterschiedlichen Formen. Eltern-Kleinkind-Psychotherapie ist angezeigt, wenn unverarbeitete, oft unbewusste Faktoren die Eltern-Kind-Interaktion belasten, sodass die weitgehend gut ausgebildete Elterlichkeit nicht mehr zum Tragen kommt. Eine Psychotherapie des Kindes ist bei Symptomen und Verhaltensauffälligkeiten indiziert. Meist zeigt sich, dass die Entstehung des Kindes nur ein Aspekt unter vielen ist, die dazu beitragen. So lässt sich nicht jede Problematik auf die künstliche Befruchtung zurückführen.[231] Die seelische Dynamik ist viel komplexer, und Oelsner und Lehmkuhl bemerken diesbezüglich treffend, dass man »Läuse und Flöhe« haben kann.[232] Eltern benötigen Psychotherapie, wenn sie ihrer elterlichen Funktion aufgrund einer psychischen oder psychiatrischen Erkrankung nicht nachkommen können.

Guter Rat ist nicht teuer!

Nehmen zukünftige Eltern bereits vor Beginn der reproduktionsmedizinischen Behandlung Beratung in Anspruch, so sind sie meist bereit, sich mit ihren Gefühlen und aufkommenden Unsicherheiten zu befassen. Vor allem in Bezug auf anonyme Gamenten- und Embryonenspenden und deren Auswirkung auf das Kind suchen manche Paare und Einzelpersonen Beratung und einen Raum, um sich mit ihren Fragen und Gefühlen auseinanderzusetzen. In die Kinderwunschbehandlung ist die für die potenziellen Kinder so wichtige psychologisch-psychotherapeutische Beratung nicht standard-

231 Vgl. Ansermet 2017, S. 11f.
232 Oelsner & Lehmkuhl 2016: 223.

mäßig einbezogen, sondern stellt lediglich ein freiwilliges Angebot dar. Darüber hinaus ist sie in der Regel mit zusätzlichen Kosten verbunden, weshalb die im Feld tätigen ExpertInnen verpflichtende, kostenlose Angebote fordern. Wie bereits ausgeführt, wird dies von der Mehrzahl der Wunscheltern nicht angenommen. Oft raten ReproduktionsmedizinerInnen erst nach vielen vergeblichen Versuchen dazu.[233] In der Beratung sollten auch Alternativen zum eigenen Kind angesprochen werden, mittels derer sich der genuine Wunsch nach Generativität erfüllen kann.[234]

> Frau C. sucht auf Empfehlung ihrer Ärztin nach mehreren erfolglosen Behandlungszyklen Beratung, weil sie einer anonymen Eizellspende im Ausland gegenüber ambivalent ist. Die Befruchtung einer solchen mit den Samen ihres Mannes wird von der Reproduktionsmedizinerin aufgrund ihres fortgeschrittenen Alters und der Qualität ihrer Eizellen empfohlen. Nach mehreren Gesprächen, in denen die Auseinandersetzung mit der Bedeutung der Annahme einer fremden Eizelle, die einer Adoption gleichkommt, für die Mutter-Kind-Beziehung im Mittelpunkt steht, teilt mir die Patientin mit, dass sie gemeinsam mit ihrem Mann den Entschluss gefasst habe, diese Möglichkeit nicht zu ergreifen. Die beiden überlegen, ihren Wunsch nach Elterlichkeit zu leben, indem sie sich als Pflegeeltern bewerben oder ehrenamtlich mit Kindern arbeiten werden.

Betreffen die Fragen die Auswirkungen der Miteinbeziehung anonymer biologisch Anderer spreche ich die Zumutung der Anonymität und mögliche Auswirkungen für das Kind an. Ich thematisiere auch die damit verbundene Verletzung des Kinderrechts auf Wissen um die eigene Herkunft, ein Kritikpunkt adoleszenter Kinder den Eltern gegenüber. Da eine Eizell- oder Embryonenspende vor allem für die Frau einer Adoption entspricht, besteht die Notwendigkeit, sich mit den damit verbundenen Gefühlen eingehend auseinanderzusetzen. Als Argument für anonyme

233 Vgl. Auhagen-Stephanos 2017b; Mayer-Lewis et al. 2020, S. 119.
234 Vgl. Weichberger & Lebersorger 2017, S. 372.

Spenden werden seitens der BefürworterInnen Vergleiche mit anonym im Spital geborenen oder in die Babyklappe gelegten Säuglingen angestellt. Für mich liegt der Unterschied darin, dass es sich dabei um schicksalhafte Ereignisse, die es später ins Leben des Kindes zu integrieren gilt, handelt, während Anonymität im Rahmen künstlicher Empfängnis bewusst gewählt und meist hoch bezahlt ist.

> Herr und Frau D. setzen sich in Paargesprächen vor Behandlungsbeginn mit der Empfehlung einer anonymen Embryonenspende in einem Nachbarland auseinander. Da beide ihrem zukünftigen Kind gegenüber offen sein möchten, suchen sie Beratung, wie sie ihm diese vermitteln können. Ausgehend von ihren eigenen Erfahrungen mit Offenheit und Sexualaufklärung in ihren Herkunftsfamilien und ihren Vorstellungen und Wünschen bezüglich der Wahl der Kinderwunschklinik und der Eigenschaften des Wunschkindes besprechen wir altersgemäße Narrative. Ich teile ihnen mit, dass sie ihrem zukünftigen Kind durch die bewusst gewählte Anonymität eine Leerstelle in seiner Abstammung zumuten. Ich gebe zu bedenken, dass diese Kinderrechtsverletzung zu Belastungen führen kann, vermittle, aber auch, dass diese durch offenes Umgehen damit gemindert werden können. Anhand ihrer Phantasien erarbeiten wir, wie wesentlich die Bereitschaft beider zur familiären Reverie, dem gemeinsamen Phantasieren über die unbekannten Spendereltern, werden wird. Desweiteren empfehle ich Petra Thorns Kinderbuch zur Embryonenspende,[235] und spreche offen an, dass die Adoleszenz herausfordernd werden kann, falls das Kind gegen die elterliche Entscheidung der Anonymität heftig aufbegehrt.[236] Ich lade das Paar ein, ihre Haltung den eigenen Eltern gegenüber in dieser Phase zu erinnern, und vermittle, wie wichtig es ist, die Angriffe auszuhalten, die Gefühle des jugendlichen Kindes zu akzeptieren und nicht zu bagatellisieren. Dabei vermittle ich, dass tragfähige Eltern-Kind-Beziehungen in der Regel durch die Infragestellung nicht zerstört werden und dass es keine

235 Thorn 2019.
236 Vgl. Kermalvezen 2009.

»richtigen« und »falschen« Eltern gibt. Die Identitätsfindung ihres Kindes kann durch die Leerstelle jedoch massiv erschwert sein. Wir setzen uns damit auseinander, dass die Kinder, die ihre genetischen Eltern suchen möchten, die Erlaubnis ihrer sozialen Eltern dazu benötigen und nicht im Gefühl gelassen werden sollten, dass die Suche eine Kränkung oder Bedrohung darstellt. Wobei die Wahrscheinlichkeit, über Spenderkinder-Plattformen Halbgeschwister zu finden, größer ist als das Auffinden der anonymen genetischen Eltern. Herr und Frau D. bringen sich interessiert und reflektiert ein und fühlen sich sicher genug, die Zumutung der Leerstellen ihrem Kind gegenüber später einmal vertreten zu können.

Mir ist bewusst, dass sich die Zumutung der Anonymität aus Sicht des Kindes nicht verharmlosen lässt, die Basisinformation über die SpenderInnen abstraktes Wissen bleibt und selbst das gemeinsame diesbezügliche Phantasieren die Leerstelle im familiären Gefüge nicht schließen kann.[237] Trotzdem trägt die familiäre Reverie dazu bei, dass ein Austausch über Gefühle und Phantasien stattfindet und dem Kind ein offenes Forschen gestattet.[238]

Weitaus mehr Bedarf an Beratung besteht meiner Erfahrung nach, wenn das Kind bereits auf der Welt ist und sich in der realen Beziehung zu ihm Fragen, manchmal aber auch Zweifel auftun. Beziehen sie sich auf das Finden einer altersadäquaten Form von Offenheit oder auf enttäuschte Erwartungen, so besteht ein unmittelbarer Zusammenhang zur assistierten Zeugung. Darüber hinaus gehende Schwierigkeiten, wie unsichere Eltern-Kind-Beziehungen, Regulationsprobleme des Babys, aber auch spätere Verhaltensauffälligkeiten sprengen die Möglichkeiten von Beratung und bedürfen einer Psychotherapie. Babys werden häufig zu den Beratungsgesprächen mitgenommen, was die Möglichkeit bietet, die Eltern-Kind-Interaktion mit einzubeziehen. Bei älteren Kindern berate ich die Eltern alleine.

---

237 Vgl. Metzger 2017, S. 266.
238 Vgl. Ehrensaft 2007, S. 132; 2008, S. 3.

Immer wieder berichten mir Eltern von ihrer grundsätzlichen Bereitschaft, ihr Kind zu informieren, sie fänden aber nicht den richtigen Augenblick oder in einem passend scheinenden Moment nicht die richtigen Worte. Ich lasse mir daraufhin ein oder zwei dieser Situationen genau beschreiben, um aus der dritten Position gemeinsam mit ihnen zu überlegen, was sie gerne gesagt hätten und wie das auf den anderen Elternteil wirkt. Wir diskutieren die Formulierungen und die Gefühle und Ängste bezüglich der Reaktion des Kindes, die sie begleiten. Ich entlaste Eltern dahingehend, sich keine Vorwürfe zu machen, wenn sie einen Moment ungenutzt lassen, weil sich solche immer wieder einstellen werden. Ich rege auch an, solche Momente im Nachhinein aufzugreifen, um das Thema zu eröffnen oder in späteren Gesprächen Verbindungen zu ihnen zu schaffen.

Ein Elternpaar sucht Unterstützung im Vorfeld eines Gesprächs, in dem es ihrer 18-jährigen Tochter eröffnen möchte, dass sie mit einer offenen Samenspende in einer österreichischen Kinderwunschklinik gezeugt wurde. Eine Erkrankung in der Kindheit des Vaters hat dessen Infertilität zur Folge. Der Vater berichtet, dass er sich bereits vor der Insemination mit der Samenspende auseinandergesetzt und diese Möglichkeit der Familiengründung stets positiv erlebt hat. Die Eltern hatten immer vor, ihre Tochter darüber zu informieren, aber dies immer vor sich hergeschoben, was sie jetzt, wo sie volljährig geworden ist, zunehmend mehr belastet. Sie planen, sie auch dabei zu unterstützen, Auskunft über den Spender einzuholen, falls sie das möchte.

Auf meine Nachfrage nach Momenten, die nicht genutzt wurden, berichtet die Mutter, dass sich vor nicht allzu langer Zeit eine gute Gelegenheit ergeben hätte, die sie bedauerlicher Weise nicht ergriffen hat. Ihre Tochter betrachtete vor dem Vorzimmerspiegel stehend ihre festen, naturgelockten Haare, die sich nie nach ihrem Wunsch stylen lassen. Dabei meinte sie an die Mutter gerichtet, von wem sie diese wohl habe, weil sich niemand in ihrer Familie mit einer solchen Mähne herumschlagen müsse. Die Mutter lachte nur dazu und wechselte das Thema. Ich greife diese Situation auf und frage die Mutter, was sie gerne gesagt hätte. Wir überlegen, ob es für sie stimmig wäre, die Frage ihrer Tochter nochmals aufzugreifen. Der Vater wirft ein, dass er ein gemeinsames Gespräch bevorzuge, das er recht bald führen möchte. Ihn belaste schon lange der Gedanke, dass die Spenderdaten womöglich nicht mehr zugänglich seien. Ich bemerke, dass das eine das andere nicht ausschließe, und rege an, bei diesem Gespräch eine Verbindung zu der Szene im Vorzimmer und dem Wissen-Wollen der Tochter zu schaffen. Die Mutter könne vermitteln, dass es beiden Eltern ein Anliegen sei, die Tochter, jetzt wo sie eine junge Erwachsene ist, nicht im Unklaren bezüglich der genetischen Vaterschaft zu lassen. Sie habe aber damals nicht die richtigen Worte gefunden und wollte es ihr auch nicht ohne den Vater sagen. Den Vater bestärkt unser Gespräch darin, dass er, obwohl sich bei seiner Tochter die Vaterschaft zwei Männer teilen, als sozialer Vater ein vollwertiger Vater sei, weil es keinen richtigen und keinen falschen Vater gibt.

Ein Stück gemeinsam gehen

Eine exakte Trennung zwischen Beratung und Begleitung ist nur schwer möglich, da Beratungselemente auch in eine Begleitung einfließen. Für mich ist Begleitung thematisch und zeitlich weiter gefasst. Dabei ist es mir wichtig, auch das Kind kennenzulernen und es mit einzubeziehen.

Sabina ist ein Drillingskind und wird von ihren Eltern im vierten Lebensjahr wegen Trotzanfällen und Verweigerung vorgestellt, die sie beunruhigen. Die Eltern berichten, dass Sabina mit ihrem Kopf gegen die Wand oder den Türstock schlägt, wenn ihr Grenzen gesetzt werden, und dass sie sich in die Hand beißt, wenn ihr etwas misslingt oder sie etwas nicht erreicht. In solchen Momenten wird sie ins Kinderzimmer geschickt, um sich zu beruhigen. Oft verweigert sie Aufforderungen und tut, als höre sie nicht. Als einzige der Drillinge kommt sie jede Nacht ins Elternbett.

Im Lauf des Gesprächs erfahre ich, dass die Eltern eigentlich nur ein Kind planten. Nach mehreren erfolglosen Behandlungszyklen legt ihnen der Reproduktionsmediziner den Transfer von zwei Embryonen nahe, um die Erfolgschance zu erhöhen. Der erste Ultraschall zeigt, dass sich ein Embryo zu eineiigen Zwillingen geteilt hat. Der Arzt beruhigt die Eltern dahingehend, dass sich nicht alle drei Embryonen weiterentwickeln werden. Als die zweite Ultraschalluntersuchung die Drillingsschwangerschaft bestätigt, wird mit den Eltern eine mögliche Reduktion des Einlings oder der eineiigen Zwillinge besprochen. Beide finden sich in dem Dilemma, dass sie sich zwar nur ein Kind wünschen, eine Reduktion jedoch die Gefahr birgt, alle Kinder zu verlieren. Nachdem die künstliche Befruchtung bereits mehrmals nicht geklappt hat, entscheiden sie sich gegen eine intrauterine Abtötung. Die Schwangerschaft muss in der 27. Woche mit einem Notkaiserschnitt beendet werden, da die Herztöne der Babys immer schwächer werden. Alle drei wiegen nur knapp über 700 Gramm. Sie verbringen die ersten zwei Monate auf der neonatologischen Intensivstation, danach werden die Babys auf die Säuglingsstation transferiert. Sabina wird nach drei Wochen entlassen, während ihre Brüder zwei weitere Wochen hospitalisiert bleiben. Alle drei werden im Spital wochenlang über Sonden ernährt, zur Stuhlentleerung häufig rektal manipuliert und daheim ein Jahr lang mit Monitoren überwacht. Sie stehen in engmaschigen neuropädiatrischen Kontrollen und in Physio- und Ergotherapie. Die Babys sind infektanfällig, erkranken an Lungenentzündung, weshalb es nach der Entlassung zu mehreren Wiederaufnahmen auf die Säuglingsstation und invasiven Therapien kommt.

Ab dem zweiten Lebensjahr reduziert sich der enorme Behandlungs- und Therapiestress, und das Familienleben stabilisiert sich ein wenig. Als die Mutter kurz nach dem zweiten Geburtstag ihre Berufstätigkeit wieder aufnimmt und die Kinder in eine Kinderkrippe eingewöhnt werden, erkranken sie mehrfach an respiratorischen Infekten und an Kinderkrankheiten. Abwechselnde Spitalaufenthalte mit der Mutter stellen für die daheim gebliebenen Geschwister erneute Trennungserfahrungen dar. Alle drei sind sehr lebhaft und rivalisieren um die Zuwendung der Eltern, die sich häufig erschöpft und überfordert fühlen. Der Vater räumt ein, dass er manches Mal die Geduld verliere und mit den Kindern schimpfe. Sabina benötigt im Unterschied zu den Brüdern keine Therapien mehr, sie ist am weitesten entwickelt. Die Brüder sind motorisch unruhig und führen innere Spannungen durch lautes Schreien und Toben ab, während sich Sabina Schmerzen zufügt.

Zum zweiten Termin kommt die Mutter mit Sabina, der ich sage, dass ich sie kennenlernen möchte, um herauszufinden, wie ich ihr und der Mama helfen kann. Diese mache sich Sorgen, wenn sie sich weh tue. Sabina schaut mich groß an. Nach anfänglichem Zögern ist sie gut kontaktfähig und gestattet, dass die Mutter das Zimmer verlässt. Sie ist psychomotorisch und kognitiv knapp altersgemäß entwickelt und zeigt durch Fragen Interesse an allem Neuen. Im projektiven Spiel stellt Sabina Vernichtungsängste dar, indem ein gefräßiger Saurier das Baby der Kängurumutter aus dem Beutel fressen will. Sie schlüpft in die Rolle der Ärztin, die es rettet. Sie ist fasziniert vom Inhalt des Arztkoffers, untersucht alle Stofftiere und füttert sie mit dem Babyfläschchen. Ihr Spiel weist darauf hin, dass sie sich mit hilfreichen medizinischen Interventionen auseinandersetzt. Ich sage, dass ich von ihrer Mama wisse, dass sie und ihre Brüder als Babys lange im Spital waren und ihnen die Ärzte geholfen haben, damit sie wieder gesund werden. Sabina hört mir zu und meint, nur sie sei mit der Mama da und müsse heute nicht in den Kindergarten gehen. Darin drückt sich die Rivalität der Geschwister aus.

In Gesprächen, die über einen längeren Zeitraum stattfinden, vermittle ich den Eltern, dass Sabinas Verhalten in Zusammenhang mit ihren allerfrühesten Erlebnissen zu verstehen ist. Alle drei Kinder haben in der vorsprachlichen Zeit, in der sie noch über keine Verarbeitungsmechanismen verfügten, durch Infusionen, Blutabnahmen, Sondenernährung, Darmröhrchen und Operationen überlebensnotwendige, aber einschneidende Verletzungen ihrer körperlichen Integrität erlebt, die tief ins Körpergedächtnis eingeschrieben sind.[239] Daraus resultieren

239 Vgl. Gurschler 2021, S. 28ff.; Wilken 2021, S. 54ff.

Ängste, die unterschiedlich ausgedrückt werden. Während die Brüder innere Erregung durch motorische Unruhe und Schreien abführen, fügt sich Sabina Schmerzen zu, wenn ihr Autonomiestreben begrenzt wird. Sie kehrt damit den passiv erlebten Zustand in aktives Handeln um. Dieser Abwehrmechanismus hilft der Psyche, Unerträgliches, das passiv erlitten wird, durch aktives Handeln abzuwehren und somit vom Bewusstsein fernzuhalten.

Ich rege an, dass die Eltern bei Sabina bleiben, wenn sie mit dem Kopf zu schlagen oder sich zu beißen beginnt, und sie nicht allein lassen. Dabei könnten sie ihr sagen, dass sie sich nicht weh tun solle, wenn sie zornig ist. Sie könnten ihr erzählen, dass sie als winziges Baby ganz viele Schmerzen hatte, gestochen und operiert wurde. Wenn sie jetzt wütend sei, brauche sie sich nicht weh zu tun. Zu Beginn des zweiten Elterngesprächs berichtet die Mutter, dass sie beim nächsten Trotzanfall Sabina nicht ins Kinderzimmer geschickt habe, sondern bei ihr geblieben sei und ihr sagte, dass sie sich aus Wut nicht weh zu tun brauche, weil sie schon genug Wehweh als Baby hatte. Sie war selbst überrascht, als Sabina augenblicklich aufhörte, ihren Kopf gegen den Türstock zu schlagen, und sie groß mit tränenden Augen ansah. Sie erlaubte der Mutter, ihren Kopf zu streicheln, und beruhigte sich rasch. Die Mutter hat Sabina nicht allein gelassen und für ihre Gefühle Worte gefunden.

Sabinas Verweigerung bringe ich damit in Verbindung, dass ihr altersgemäßes Autonomiestreben krankheitsbedingt und durch Fremdbestimmung oft eingeschränkt war.[240] Mit ihrer Verweigerung wandelt sie das Gefühl der Ohnmacht in ein Gefühl der Wirkmächtigkeit. Ich erarbeite mit den Eltern, wie sie Sabina zu mehr selbstbestimmtem Tun verhelfen können. Im Verlauf des Prozesses bringen die Eltern ihre Erfahrungen mit unseren Überlegungen ein, in die wir auch die Brüder miteinbeziehen. Sie haben die gleichen frühen Belastungen erlebt, drücken sie aber noch unreifer aus. Wir beenden die Begleitung, als Sabinas autoaggressive Trotzreaktionen nur noch sehr selten auftreten. Den Eltern gelingt es, vieles umzusetzen und mehr Freude mit den Kindern zu erleben.

240 Vgl. Lebersorger 2021a, S. 39ff.

Begleitung ist auch für jene Eltern unterstützend, deren Kind aufgrund einer Besonderheit ihrem Wunschkind nicht ähnelt.

Die Eltern der sieben Monate alten Sonja sitzen mir in der Down-Syndrom-Ambulanz traurig gegenüber. Sonja musste wegen eines Herzfehlers mit fünf Monaten am offenen Herzen operiert werden und hat sich nach einer längeren Hospitalisierung gemeinsam mit ihrer Mutter rasch erholt und gut entwickelt. Die Mutter berichtet mit Tränen in den Augen, dass all ihre Träume wie eine Seifenblase zerplatzt sind, als den Eltern einen Tag nach Sonjas Geburt die Verdachtsdiagnose mitgeteilt wird. Diese wird durch eine genetische Untersuchung bestätigt. Die Eltern haben bereits mehrere vergebliche Kinderwunsch-Behandlungszyklen hinter sich, als sich endlich eine Schwangerschaft einstellt. Um nur ja sicher zu gehen, lassen die Eltern bei diesem Behandlungszyklus teure Spezialuntersuchungen der Eizellen vornehmen und entscheiden sich für alle nichtinvasiven Formen der Pränataldiagnostik. Dabei findet sich weder ein Hinweis auf eine chromosomale Besonderheit noch auf einen Herzfehler.

Sonja sitzt auf dem Schoß ihres Vaters, und ich sage zu ihr, dass Mama und Papa traurig sind, weil sie krank war und operiert werden musste. Die Mutter bedrückt, dass es ihr nicht möglich sei, ihr Baby bedingungslos zu lieben, nachdem sie jahrelang heftige Belastungen ihres Körpers nur ertragen habe, um ein gesundes Baby zu bekommen. Sie habe sich die ganze problemlose Schwangerschaft über darauf gefreut und hoffe jeden Tag aus diesem Alptraum zu erwachen. Gleichzeitig stillt sie ihre Tochter trotz des operationsbedingten Spitalsaufenthalts noch immer und hofft insgeheim, dass sie sich nach dem schwierigen Start ganz normal entwickeln würde. Der Vater wirft resignierend ein, dass sich die Eltern, die sich schon während der Schwangerschaft über passende Kinderbetreuung informierten, jetzt wohl umorientieren müssten. Die Eltern haben viele Fragen und sind zutiefst verunsichert und verletzt. Ich wende mich erneut an Sonja, die unruhig wird, und sage, dass ihre Eltern aufgeregt sind und viel über das Down-Syndrom wissen wollen, um sie gut zu unterstützen. Damit vermittle ich, dass damit auch in Zukunft offen umgegangen werden sollte.[241] Ich biete eine Begleitung an, da es eine längere Wartezeit auf Mobile Frühförderung und Familienbegleitung gibt. Ich beantworte die Fragen der Eltern, viel wesentlicher ist aber, dass die Gespräche einen Raum eröffnen, in dem Winnicotts bereits beschriebene Haltefunktion wirksam wird. Unerträgliche, schamvolle Gedanken können ausgesprochen und gemeinsam ausgehalten werden. Wie in einer Eltern-Säugling-Psychotherapie spreche ich auch Sonja direkt an und vermittle ihr in einfachen Worten, was die Eltern und mich beschäftigt. Ich greife ihre mimischen und lautlichen Reaktionen auf und verbinde sie damit, dass sie die Aufregung ihrer Eltern spüre, aber auch ihre Zuversicht, dass sie sich gut entwickle. Nach mehreren Gesprächen, in denen Enttäuschung, Selbstvorwürfe, Trauer, ein Hadern mit dem Schicksal und Zukunftsängste viel Platz einnehmen, überwiegen Berichte elterlicher Freude über ihre Tochter.

Spiel- und Denkräume

Wie bereits ausgeführt, werden Kinder wegen psychischer Probleme, die ihren Eltern Sorgen bereiten, und nicht wegen den Folgen assistierter Reproduktion vorgestellt. Meiner Erfahrung nach wird diese sogar immer wieder in ausführlichen Anamnesegesprächen, in die alle wesentlichen Entwicklungsdaten und -schritte einfließen, von den Eltern verheimlicht. PsychologInnen und PsychotherapeutInnen gehen viel zu oft davon aus, dass Eltern ihnen alles Wichtige mitteilen, das zum Verständnis der Probleme ihres Kindes beitragen kann. Ich führe Anamnesegespräche immer ganz offen und nicht strukturiert, um den Eltern den Raum zu geben, das zuerst einzubringen, was ihnen vordringlich erscheint. Ein sprunghaftes Wechseln der Themen ist dabei nicht außergewöhnlich und gestattet ein

241 Vgl. Lebersorger 2021a, S. 96ff., 114.

diesbezügliches Assoziieren. Ergänzend frage ich abschließend nach mir wichtig erscheinenden Entwicklungsverläufen, die ausgespart oder nur gestreift wurden, um sie eingehender zu betrachten und kindliche Nöte sowie familiäre Dynamiken besser zu verstehen. Meiner Erfahrung nach ist es in Zeiten steigender Zahlen an Kinderwunschbehandlungen wichtig, explizit nach der Entstehung des Kindes zu fragen, wenn diese nicht von den Eltern thematisiert wird. Ich frage Eltern auch, ob es etwas gibt, was ihr Kind nicht wissen darf, weil auch andere Familiengeheimnisse die Psyche des Kindes und die Familienbeziehungen belasten.

> In einem Workshop berichtet eine Kollegin, dass sie erst im zweiten Psychotherapiejahr eine Nebenbemerkung der Mutter im Rahmen eines therapiebegleitenden Elterngesprächs hinterfragte und erfuhr, dass das Kind einer anonymen Spende entstammt, der die Mutter keinerlei Bedeutung zumessen wollte. Im Anamnesegespräch hat sie lediglich berichtet, dass zum Vater kein Kontakt bestehe, weil er kein Interesse am Kind habe.

Eltern-Kleinkind-Psychotherapie

Bei Problemen im Säuglings- und Kleinkindalter arbeite ich im Setting mit Eltern und Kind.[242] Dabei überlasse ich es den Eltern, in welcher Konstellation sie zum Erstgespräch kommen möchten. Die weiteren Termine finden, je nach Fragestellung, mit dem Kind oder abwechselnd mit Eltern und Kind und Eltern alleine statt. In den gemeinsamen Stunden steht die familiäre Interaktion im Mittelpunkt, und den Reaktionen des Babys oder dem Spiel des Kleinkinds werden Worte gegeben.[243]

242 Vgl. Lebersorger 2020a.

243 Vgl. Baradon et al. 2014; Diem-Wille 2000; 2014; Eliacheff 1994; 2001; Fiala-Preinsperger 2020; Hof-Vachalek & Lebersorger 2014.

Die alleinstehende Mutter des eineinvierteljährigen Michael sucht Unterstützung, um ihren Sohn, den sie durch eine Embryonenspende im Ausland empfangen hat, altersgemäß aufzuklären. Im Erstgespräch äußert sie darüber hinaus die Befürchtung, ihr Kind nicht genug lieben zu können. Sie hat auch Angst, dass Michael sie ablehnen und ihr spätestens in der Adoleszenz Vorwürfe machen könnte. In den folgenden gemeinsamen Stunden mit Michael fokussiere ich auf die Mutter-Kind-Interaktion. Michael ist anfangs ganz auf seine Mutter bezogen und beginnt langsam mit mir Kontakt aufzunehmen. Er kann bereits frei gehen und exploriert neugierig das Therapiezimmer. Abwechselnd bringt er der Mutter und mir Spielsachen, die er entdeckt und untersucht. Indem er uns beide miteinbezieht, zeigt er seine Fähigkeit zu einer triadischen Beziehungsgestaltung. Ich sage, dass es ihm ganz wichtig ist, der Mama zu zeigen, was er da bei mir alles findet. Als es ihm nicht gelingt, eine Dose zu öffnen, wendet er sich an seine Mutter, was ich markiere, indem ich sage, dass es fein ist, wenn die Mama ihm hilft. Ich stelle Verbindungen zwischen dem, was mir die Mutter während des Explorierens von Michael erzählt und seinem Tun her. So verlangt Michael nach dem Fläschchen, als die Mutter Sorgen um die Wiederaufnahme ihrer Arbeit thematisiert. Er ist gut regulierbar, wenn Frustration über das Ende der Stunden aufkommt, das ich stets im Vorhinein ankündige. Mit der mütterlichen Unsicherheit bezüglich vollwertiger Mutterschaft, ihren Zukunftsängsten und Enttäuschungen darüber, als Alleinerzieherin nicht die erwartete Unterstützung von ihrem sozialen Umfeld zu bekommen, setzen wir uns in den Stunden auseinander, in denen sie ohne Michael kommt.

Auch in der Eltern-Kleinkind-Psychotherapie können sich neben den psychotherapeutischen Interventionen Beratungselemente finden.

Die Mutter der dreijährigen Alma, von der ich auch im Kapitel 3 berichte, wendet sich an mich, da sich Alma seit einigen Monaten bereits mit ihrer Behinderung auseinandersetzt. Die Eltern sind erstaunt, dass sie diese schon so früh wahrnimmt und dies auch mitteilt. Alma sitzt aufgrund einer Spina Bifida, einer Fehlbildung in Form eines offenen Rückens, die bei ihr auf die Lendenwirbelsäule beschränkt ist, im Rollstuhl und äußert, wie andere Kinder gehen zu wollen. Sie ist oft so verzweifelt, dass sie mit ihren Fäusten gegen ihren Kopf schlägt. Die Mutter ist tief bewegt über den Schmerz ihrer Tochter und lenkt die Wut auf ihren Körper auf ein Kissen, das sie ihr zum darauf Einschlagen anbietet. Sie erklärt ihr immer wieder, dass sie wegen »der Narbe«, die Alma sehr beschäftigt, nicht gehen kann, und erzählt ihr von ihren Operationen als Baby.

Die Mutter berichtet, dass sich die Schwangerschaft durch Befruchtung mittels ICSI, der Intrazytoplasmatischen Spermieninjektion, erst im vierten Behandlungszyklus einstellt. Die Eltern entscheiden sich trotz der pränatal gestellten Diagnose einer Spina Bifida, verbunden mit der Verdachtsdiagnose einer schweren Mehrfachbehinderung, gegen die Beendigung der Schwangerschaft. Ein Spätabbruch wird ärztlicherseits mehrmals eindringlich empfohlen. Sie informieren sich bereits vor der Geburt über die Fehlbildung und deren Auswirkungen und suchen Kontakt zur örtlichen Selbsthilfegruppe.

Alma wird mit geplanter Sectio entbunden, sogleich intensivmedizinisch versorgt und ihre offene Lendenwirbelsäule wird im Rahmen einer neurochirurgischen Operation verschlossen. Eine Woche später wird ein Shunt zum Abfluss der Gehirnflüssigkeit gesetzt, der nach einem Jahr eine zweite Operation notwendig macht. Von Geburt an steht Alma in regelmäßigen neuropädiatrischen und orthopädischen Kontrollen sowie in Physiotherapie. Sie entwickelt sich entgegen allen Erwartungen altersgemäß und ist kognitiv und sprachlich vorsprüngig. Alma muss täglich katheterisiert werden, möchte dies am liebsten schon selbst machen und meldet ihr Miktionsbedürfnis. Der behandelnde Urologe schließt nicht aus, dass sie mit Blasentraining ganz auf den Katheter verzichten könne, wenn sie ein wenig älter ist. Alma hat einen Aktivrollstuhl, will aber am liebsten so wie alle anderen Kinder gehen. Sie versucht dies, indem sie sich an Möbeln entlangzieht. Da ihre Beine und Füße dabei jedoch eine Fehlstellung einnehmen, ist eine Versorgung mit Orthesen geplant. Alma zeigt laut Mutter öfter Trotzanfälle, wenn sie sich nicht durchsetzen kann.

Die Mutter ist nach dem Transfer eines Embryos, der beim letzten Behandlungszyklus gemeinsam mit Alma gezeugt und kryokonserviert wurde, erneut schwanger. Sie befürchtet Almas Geschwistereifersucht, sobald das Baby auf der Welt ist, und noch mehr, wenn es laufen lernt. Es beschäftigt sie auch, wie es ihr gelingen wird, genügend Zeit für beide Kinder aufzubringen, weil es mit Alma viele zusätzliche Termine gibt.

Alma ist ein großes, älter wirkendes Mädchen, das ohne Zögern Kontakt mit mir aufnimmt und den Raum interessiert erkundet. Diese Unmittelbarkeit lässt mich vermuten, dass sie durch ihre Aktivität Ängste abzuwehren sucht. Als ich Alma erkläre, dass sie und ihre Mama zu mir gekommen sind, um uns kennenzulernen und herauszufinden, wie ich den beiden am besten helfen kann, sieht sie mich an und zeigt auf den Bauch der Mutter. Ich sage, dass ihre Mama bald ein Baby bekommen werde und sie das sehr beschäftige. Alma ist feinmotorisch geschickt und drückt sich sprachlich differenziert aus. Im Spiel mit den Babypuppen versorgt sie diese liebevoll, um dann von den Kasperlfiguren das Krokodil zu nehmen, das ihnen ihr Essen wegisst. Mit diesen oral-aggressiven Impulsen drückt Alma ihre Ambivalenz gegenüber dem Baby aus. In einer späteren Spielsequenz gelingt es Alma nicht, ein Stofftier, das sie für ihr Rollenspiel braucht, im Regal zu erreichen. Sie verzieht ihr Gesicht zu einem ärgerlich-verzweifelten Ausdruck. Ich begleite ihre Reaktion verbal, indem ich ihr sage, dass sie wütend, aber auch traurig ist, weil sie nicht alleine aufstehen kann. Aber sie kann gut sprechen und mir sagen, was sie haben möchte. Alma sieht mich an und meint: »Den Saurier!« Sie setzt ihn ihrer Mutter in den Schoß. Ich verbalisiere, dass der Saurier weiß, dass da ein Baby drin ist, sich auf das Baby freut, es aber auch manchmal weghaben will.

In den Elterngesprächen sind das grobmotorisch eingeschränkte Autonomiestreben, die altersgemäßen Trotzreaktionen und das Verständnis für die Geschwisterrivalität sowie der Umgang damit Thema.[244] Wir sprechen über die Vermeidung eines Autonomiekonflikts durch aktive

244 Vgl. Lebersorger 2021a, S. 141ff.

Auseinandersetzung damit, was Alma selbstständig machen kann und wobei sie Hilfe benötigt. Ein Autonomiekonflikt findet sich bei vielen Kindern mit frühen Erfahrungen von medizinisch notwendigen Interventionen, die eine Verletzungen der körperlichen Integrität darstellen, und bei körperlichen Einschränkungen von Selbständigkeitsbestrebungen.[245] Wir überlegen gemeinsam, wann ein passender Zeitpunkt sein könnte, um über die Herkunft von Babys und die besondere Zeugung von Alma und ihres zukünftigen Geschwisters zu sprechen. Ich denke präventiv mit der Mutter darüber nach, wie sie Alma am besten unterstützen kann, um alles, was sie bereits erlebt hat und noch erleben wird, im Verlauf ihrer Entwicklung zu integrieren, besonders in ihrer Adoleszenz. So benötigt Alma in naher Zukunft Operationen ihrer Beine und wird möglicher Weise, trotz ihres Verlangens, selbständig zu gehen, körperlich nicht in der Lage dazu sein. Ich empfehle der Mutter, Kontakt mit der integrativen Tanzgruppe »Ich bin OK« aufzunehmen, wo Alma, die so gerne tanzen möchte, eine Möglichkeit dazu findet.[246]

Kinderpsychotherapie

Die Einzelpsychotherapie älterer Kinder eröffnet einen Spielraum, in dem sie spielerisch und kreativ darstellen, was sie bewusst und unbewusst intrapsychisch bewegt.[247] Sie übertragen in die neue Beziehung zur Psychotherapeutin ihre früheren Beziehungserfahrungen, wobei eine wirksame therapeutische Beziehung die verinnerlichten Muster positiv modifiziert. Begleitende psychotherapeutische Elternarbeit schafft einen Rahmen, um auch im Familiensystem Veränderungen zu erzielen.[248]

245 Vgl. Lebersorger 2022, S. 44ff.
246 Online: https://ichbinok.at/ [15. April 2022].
247 Vgl. Hopf & Windaus 2019.
248 Vgl. Eder-Steiner 2020.

Theos Vater kann für eine Elternarbeit, die die Psychotherapie seines Sohnes begleitet, nicht gewonnen werden (siehe Seite 40 u. 85). Theo beschäftigt in seinen Therapiestunden sein Vater, der die Familie verlassen hat und nur sehr sporadischen Kontakt zu Theo hält, weit mehr als seine assistierte Zeugung. Im Rollenspiel bekämpft er als Ritter gemeinsam mit mir, seinem Gefährten, fiktive Feinde oder er weist mir die Rolle des bösen Ritters zu, gegen den er im Kampf immer gewinnt. Viele Stunden streifen wir auch als Abenteurer durch dichten Wald und kämpfen gemeinsam gegen wilde Tiere. Theo spielt bedrohliche Szenarien mit Playmobil-Figuren und zeichnet diese auch in vielen Varianten. Dabei ist er altersgemäß phallisch identifiziert, bekämpft böse männliche Charaktere und ist auf der Suche nach positiver Väterlichkeit. Seine Ängste, die er im Spiel zum Teil kontraphobisch abwehrt, verschwinden im Verlauf der Behandlung fast gänzlich.

Oft gelingt es trotz Elternarbeit nicht, die Eltern zu ermutigen und zu befähigen, ihr Kind altersgemäß aufzuklären. Dann teilt die Psychotherapeutin das Wissen um assistierte Zeugung mit den Eltern, kann es aber für die Therapie nicht nutzbar machen, wie bei Helene.[249]

Helene (siehe Seite 41 u. 86f.) zeigt mir gegenüber nicht vorhersehbare Grenzüberschreitungen, wenn sie beispielsweise gänzlich unerwartet aus dem symbolischen Spiel heraustritt und fest in meine Hand beißt. Auch fährt sie mir, während sie eine Figur, die sie auf ein Blatt Papier gezeichnet hat, ausschneidet, blitzschnell in die Haare und versucht, sie mit der Schere abzuschneiden. Sie lässt sich mehrmals plötzlich und völlig unerwartet von der Couch, auf der sie mit Stofftieren spielt, auf den Boden fallen. Es gibt Momente, in denen sie panisch schreit, aus Angst, ich könnte sie verletzen. Ich versuche, solche Szenen zuerst stets in Verbindung mit der Dynamik der Stunde zu verstehen, und teile meine Überlegugen mit Helene. Ich muss dabei aber auch an die vielen Grenzverletzungen denken, die dem Akt der künstlichen Befruchtung innewohnen.

249 Vgl. Lebersorger 2017b, S. 527ff.; 2018b, S. 628ff.

Ute Auhagen-Stephanos geht von einem präverbalen Imprint einer extra- und intrauterinen pränatalen Traumatisierung der Kinder aus, die sich später im Verhalten zeigen.[250] Ob solche Szenen damit in Verbindung stehen oder mit der unbewussten Übernahme von Phantasien und Ängsten der Eltern, bleibt für mich offen.

Wenn Eltern die Entstehung ihres Kindes im Geheimen halten, begleite ich solche Szenen, in denen ich dieses Thema wahrzunehmen meine, mit assoziativer Reverie. Ich finde es aber technisch besonders schwierig, mit einer Kinderpsychotherapie zu beginnen, wenn es Familiengeheimnisse gibt. Wenn die Eltern nicht ernsthaft bereit sind, daran zu arbeiten, ihrem Kind gegenüber offen zu sein, ist eine Kinderpsychotherapie meiner Erfahrung nach kontraindiziert. Denn dadurch komme ich als Therapeutin in die Situation Geheimnisträgerin zu sein, was wiederum meine freie Beziehung zum Kind erschwert. Diane Ehrensaft hält dazu fest, dass Inhalte, nicht nur zwischen dem Unbewussten von Eltern und Kind, sondern auch zwischen dem der Psychotherapeutin und dem Kind ausgetauscht werden.[251]

Eine Kinderpsychotherapeutin berichtet in einer Supervision über ihre Behandlung eines sechsjährigen Jungen, der mit anonymer Samenspende gezeugt wurde und darüber informiert war. Im Verlauf der längeren Behandlung klagt er plötzlich seiner Psychotherapeutin: »Ich weiß gar nicht, wie mein Papa aussieht! Ich hab gar kein Foto!« Daraufhin antwortet sie ihm: »Du hast es immer bei dir! Guck doch mal in den Spiegel, du wist in Einigen wahrscheinlich Deinem Papa ähnlich sehen.« Er nimmt die Anregung sofort auf, und gemeinsam überlegen sie, worin er wem ähnle. Diese Intervention hilft ihm, über seinen Körper eine phantasmatische Verbindung zu seinem unbekannten Vater herzustellen.

250 Auhagen-Stephanos 2017a, S. 248ff.
251 Ehrensaft 2007, S. 128.

Psychotherapie der Eltern

Schwangerschaft und Geburt können Eltern, ganz unabhängig von der Zeugung ihres Babys, in psychische Ausnahmezustände bringen, die den Rahmen einer Eltern-Kleinkind-Psychotherapie oder einer die Kinderpsychotherapie begleitenden Elternarbeit sprengen. Eine Erwachsenen-Psychotherapie ist in solchen Fällen angezeigt.

> Frau E. kommt von weit her zur Beratung, die ihr empfohlen wurde, weil die Beziehung zu ihrer vier Monate alten Tochter durch Selbstvorwürfe freudlos und getrübt ist. Sie berichtet, dass für die IVF mehrere Embryonen gezeugt und ihre Gedanken zwanghaft um die kryokonservierten Embryonen kreisen. Sie möchte diese nach der Erfahrung der letzten Wochen eigentlich gar nicht mehr verwenden und ist ständig damit beschäftigt, was mit ihnen passieren solle, aber auch, was ihnen passieren könnte. Das führt im Alltag, wenn sie daheim alleine mit ihrem Baby ist, dazu, dass sie sich ihm nur mit Mühe widmen kann. Ihr Mann übernimmt einen Teil der Pflege, wenn er von der Arbeit heimkommt. Aber er könne sie nicht beruhigen. Frau E. leidet unter einer postpartalen Depression, verbunden mit Zwangsgedanken. In einem weiteren Gespräch zeigt sich, dass unbewusste, unverarbeitete Schuldgefühle aus einer weit zurückliegenden Zeit in veränderter Form ins Bewusstsein dringen und sie quälen. Es ist nicht ungewöhnlich, dass durch die existenzielle Erfahrung von Schwangerschaft und Geburt die psychische Struktur gelockert wird und alte Konflikte virulent werden.[252] Frau E. benötigt eine Psychotherapie, um diese aufarbeiten zu können. Ich helfe ihr, eine Psychotherapeutin in ihrer Nähe zu finden. Zusätzlich empfehle ich, auch psychiatrische Hilfe in Anspruch zu nehmen, um abzuklären, ob eine zusätzliche Medikation zu einer kurzfristigen Linderung der Symptomatik führen kann.

252 Vgl. Cramer & Palacio-Espasa 2009.

Es gibt weit mehr Falldarstellungen zur Arbeit mit erwachsenen PatientInnen vor und nach Kinderwunschbehandlungen als Berichte über Kinderpsychotherapien.[253]

253 Vgl. u. a. Amati Mehler 2006; Auhagen-Stephanos 2002; 2005; 2007; 2008; 2009; 2010; 2013; 2014; 2015; 2017a; 2017b; 2018a,b; 2020a; 2021; Bogliato et al. 2018; Ehrensaft 2006; Gentile 2016; Jadur et al. 2017; Mann 2014; Mann & Mann 2014; Nayar-Akhtar 2014; Schmid-Arnold 2018; Schulman 2014; Weil 2018.

10. Was ich uns wünsche

> Die *Designten* hatten das jeweils gewünschte Aussehen, sie waren auf gewisse Aufgaben hin mit verwertbaren Vorzügen ausgestattet, doch es ließen sich nun einmal keine Übermenschen kreieren, die zehnmal so schnell laufen, die fünfmal so weit blicken, die dreimal so lang leben konnten, alles hatte seine Grenzen, und der Rest blieb Science-Fiction.
>
> *Stavarič 2020, S. 94*

Für die Kinder, die mit Hilfe assistierter Reproduktionstechnologien empfangen werden, wünsche ich mir, dass ihre Perspektive von allen AkteurInnen in die Entscheidungsprozesse und Handlungsschritte miteinbezogen wird. Dazu zählen Offenheit gegenüber der besonderen Form ihrer Entstehung und Transparenz bezüglich biologisch Anderer, sofern diese miteinbezogen sind. Um nicht in Loyalitätskonflikte zu geraten, benötigen sie elterliche Ermutigung, sich für alle bedeutsamen Anderen zu interessieren und mit ihnen in phantasmatische oder reale Beziehung zu treten. Ich wünsche den Kindern, dass ihre Eltern erfüllbare Erwartungen an sie stellen und sie in allen Krisen in ihrer Besonderheit und Einzigartigkeit lieben.

Für ihre Eltern wünsche ich mir, dass sie sich in verantwortlicher Elterlichkeit in die Entwicklungsbedürfnisse ihrer (potenziellen) Kinder einfühlen und aus dieser Haltung heraus Entscheidungen treffen, die kindgemäß und kinderrechtskonform sind. Daraus folgt, keine anonymen Spenden zur Zeugung eines Kindes zu verwenden und keine Leihmütter zu kaufen. Ich wünsche ihnen ausreichende Unterstützung, damit sie sich mit den Gefühlen, die ihren Kinderwunsch und die Behandlung begleiten, eingehend auseinandersetzen können. Auf dieser Basis wird es ihnen gelingen, ihre Kinder umfassend altersgemäß aufzuklären. Ich wünsche ihnen darüber hinaus, dass es ihnen gelingt, ihr Vorstellungskind zugunsten des realen in den Hintergrund treten zu lassen und sie Freude an ihm finden.

Menschen, die vergeblich versuchen Eltern zu werden, wünsche ich, dass sie ihr genuines Bedürfnis nach Generativität in einer anderen Weise leben können, sodass die Zeit des unerfüllten Kinderwunsches zu einer Phase in einem erfüllten Leben wird.

Von der Gesetzgebung wünsche ich mir weltweit einheitliche, den Kinderrechten entsprechende Begrenzungen sowie deren offensive Kommunikation. Die Einrichtung zentraler Spendenregister und die Öffnung der Archive sollte in Zukunft die Suche der Wunschkinder nach ihren Wurzeln einfacher werden lassen.

Von allen Fachkräften, die mit Familien nach assistierter Reproduktion befasst sind, wünsche ich mir, dass sie mit ihrer Expertise dazu beitragen, für die bewusste und unbewusste psychische Dimension zu sensibilisieren, sodass eine »Humanisierung der Reproduktionsmedizin«[254] zum Wohl der Kinder stattfindet.

254 Auhagen-Stephanos 2020b, S. 320.

Literatur

Abel Prot, Viviane (2010): Analytiker bei der Arbeit. Anmerkungen zu »Nur für Jungs! Kein Zutritt für Mütter«. *Kinderanalyse*, 3, 205–216.

Ahlheim, Rose (2007): Die begleitende tiefenpsychologisch fundierte Psychotherapie der Bezugspersonen. In: Hans Hopf & Eberhard Windaus (Hrsg): *Lehrbuch der Psychotherapie, Bd. 5: Psychoanalytische und tiefenpsychologisch fundierte Kinder- und Jugendlichenpsychotherapie*. CIP-Medien, 253–269.

Ahlheim, Rose & Israel, Agathe (2013): Leben nach dem Trauma. Wie kann eine Prävention für Frühgeborene aussehen? *Analytische Kinder- und Jugendlichen-Psychotherapie*, 159(3), 331–358.

Alkolombre, Patricia (2017): Vicissitudes of the desire to have a child in contemporary parenthoods: reproductive techniques and the new origins. In: Candida Se Holovko & Frances Thomson-Salo (Hrsg): *Changing Sexualities and Parental Functions in the Twenty-First Century*. London: Karnac, 87–101.

Amati Mehler, Jacqueline (2006): Artificial pregnancy. In: Alcira Mariam Alizade (Hrsg.): *Motherhood in the Twenty-First Century*. London: Karnac, 35–43.

Andersen, Hans Christian (2004): Däumelinchen. In: Friedrun Reichenstetter (Hrsg.): *Das Andersen Märchenbuch*. Wien/München: Annette Betz.

Ansermet, François (2017 [2015]): *The Art of Making Children. The New World of Assisted Reproductive Technology*. London: Karnac, 2017.

Anzieu-Premmereur, Christine (2018): Schwangerschaft durch Eizellspende: Fragestellungen zu Mutterschaft und infantiler Sexualität. *Psychoanalyse in Europa. Bulletin 72 der Europäischen Psychoanalytischen Föderation*, 42–47.

Anzieu-Premmereur, Christine (2021): Von der frühen Narzisstischen Verletzlichkeit zur adoleszenten Depression – wie Kinder in unserer Welt resilient werden. In: Peter Bründl et al. (2021): *Stimmenvielfalt in den Spielräumen. Zugänge zur Kinder- und Jugendlichen-Psychoanalyse weltweit*. Jahrbuch der Kinder- und Jugendlichen-Psychoanalyse, Bd. 10, Frankfurt a. M.: Brandes & Apsel, 18–30.

Apsel, Roland (2019): *Utopie der Planetarität. Herausforderungen für die Mittelschichten inmitten des Klimawandels*. Frankfurt a. M.: Brandes & Apsel.

Atwood, Margaret (1985): *Der Report der Magd*. Piper.

Atwood, Margaret, (2019): *Die Zeuginnen*. Berlin: Berlin.

Auhagen-Stephanos, Ute (2002): *Wenn die Seele nein sagt. Unfruchtbarkeit – Deutung, Hoffnung, Hilfe*. München: Kösel.

Auhagen-Stephanos, Ute (2005): Frauen mit unerfülltem Kinderwunsch zwischen Psychoanalyse und Reproduktionstechnik. *Psyche – Z Psychoanal*, 59, 34–54.

Auhagen-Stephanos, Ute (2007): *Unfruchtbarkeit – Wenn die Seele nein sagt*. München: Goldmann.

Auhagen-Stephanos, Ute (2008): Der psychoanalytische Blick auf natürliche Fortpflanzung und technische Reproduktion. In: G. Herzog-Schröder, F. T. Gottwald & V. Walterspiel (Hrsg): *Fruchtbarkeit unter Kontrolle?* Frankfurt a. M.: Campus, 249–278.

Auhagen-Stephanos, Ute (2009): *Damit mein Baby bleibt: Zwiesprache mit dem Embryo von Anfang an*: München: Kösel.

Auhagen-Stephanos, Ute (2010): Technisch erzeugte Kinder – arme Kinder? *Analytische Kinder- und Jugendlichen-Psychotherapie*, 146(2), 155–172.

Auhagen-Stephanos, Ute (2013): Psychosomatische Aspekte bei der medizinisch assistierten Befruchtung. *Psychosozial*, IV, 134, 65–72.

Auhagen-Stephanos, Ute (2014): Mutter-Embryo-Dialog. In: Klaus Evertz, Ludwig Janus & Rupert Linder (Hrsg): *Lehrbuch der Pränatalen Psychologie*. Heidelberg: Mattes, 143–166.

Auhagen-Stephanos, Ute (2015): Mütter auf dem Weg der künstlichen Befruchtung: »Woher willst Du wissen, was Gottes Wille ist?« *Analytische Kinder- und Jugendlichen-Psychotherapie*, 165(1), 87–105

Auhagen-Stephanos, Ute (2017a): Reproduktionsmedizin als neuer Einstieg in die Elternschaft. Der pränatale Mutter-Kind-Dialog als Begleiter auf diesem Weg. In: Hans-Geert Metzger & Frank Dammasch (Hrsg): *Männlichkeit, Sexualität, Aggression. Zur Psychoanalyse männlicher Identität und Vaterschaft*. Gießen: Psychosozial, 239–259.

Auhagen-Stephanos, Ute (2017b): *Der Mutter-Embryo-Dialog. Fruchtbarkeit und Unfruchtbarkeit im Spiegel der Psychotherapie*. Gießen: Psychosozial.

Auhagen-Stephanos, Ute (2018a): Fruchtbarkeit als biopsychosoziales Geschehen. In: Helmwart Hierdeis & Martin Scherer (Hrsg.): *Psychoanalyse und Medizin. Perspektiven, Differenzen, Konoperationen*. Göttingen: Vandenhoeck & Ruprecht, 145–170.

Auhagen-Stephanos, Ute (2018b): Bindung beginnt mit der Zeugung. *Psychoanalyse in Europa. Bulletin 72 der Europäischen Psychoanalytischen Föderation*, 99–108.

Auhagen-Stehphanos, Ute (2020a): Das Unbehagen in der Kultur der neuen Formen von Fortpflanzung. In: Ingrid Moeslein-Teising, Georg Schäfer & Rupert Martin (Hrsg.): *Generativität*. Psychosozial, 112–127.

Auhagen-Stephanos, Ute (2020b): Bindung beginnt mit der Zeugung. *Kinderanalyse*, 28(4), 301–322.

Auhagen-Stephanos, Ute (2021): Reproduktion im Spannungsfeld von InnenZwischen-Aussen. *Journal für Psychoanalyse*, 62, 2021, 154–167.

Austermann, Alfred R. & Austermann, Bettina (2006): *Das Drama im Mutterleib. Der verlorene Zwilling*. Berlin: Königsweg.

Bachinger, Eva Maria (2015): *Kind auf Bestellung. Ein Plädoyer für klare Grenzen*. Wien: Deuticke.

Bachinger, Eva Maria (2021): There is no Right to a Child. In: Marie-Josèphe Devillers & Ana-Luana Stoicea-Deram (Hrsg.): *Towards the Abolition of Surrogate Motherhood*. North Geelong: Spinifex, 129–139.

Baradon, Tessa, Salomonsson, Björn & von Klitzing, Kai (2014): Diskussion – Wer ist der Patient in der Eltern-Kleinkind-Therapie? *Kinderanalyse*, 22(1), 71–87.

Barth, Peter & Erlebach, Martina (2015): *Handbuch des neuen Fortpflanzungsmedizinrechts*. Wien: Linde.

Bay Bjorn et al. (2013): Fertility treatment and risk of childhood and adolescent mental disorders: register based cohort study. *BMJ*, 347. DOI: http://dx.doi.org/10.1136/bmj.f3978.

Berger, Margarete (1993): Zur Entwicklung von Kindern nach reproduktionsmedizinischer Behandlung ihrer Eltern. *Praxis der Kinderpsychologie und Kinderpsychiatrie*, 42(10), 368–373.

Berger, Margarete (1997): Zur frühen Entwicklung von Kindern und Eltern nach erfolgreicher In-vitro-Fertilisation. *Kinderanalyse*, 2, 153–181.

Berger, Margarete (2010): Zur Entwicklung von Elternschaft und ihren sogenannten Retortenkindern im familiaren Kontext. In: Jürgen Hardt et al. (Hrsg.): *Sehnsucht Familie in der Postmoderne: Eltern und Kinder in Therapie heute*. Göttingen: Vandenhoeck & Ruprecht, 125–146.

Berger, Margarete, Bindt, Carola & Ohlsen, Karin (1997): Elternschaft und kindliche Entwicklung nach durch IVF-erfülltem Kinderwunsch. Schlussbericht für das Bundesministerium für Bildung, Forschung, Wissenschaft und Technik.

Bernard, Andreas (2014): *Kinder machen. Samenspender, Leihmütter, Künstliche Befruchtung*. Frankfurt a. M.: Fischer.

Binder-Klinsing, Gitta (2014): Kinderkriegen heute: Von der Virtualität zur Machbarkeit? In: Pit Wahl & Ulrike Lehmkuhl (Hrsg.): *Seelische Wirklichkeiten in virtuellen Welten*. Göttingen: Vandenhoeck & Ruprecht, 151–180.

Bion, Wilfred R. (1992 [1962]): *Lernen durch Erfahrung*. Frankfurt a. M.: Suhrkamp.

Bogliatto, Katy & De Vriendt-Goldman, Claire (2018): Elternschaft, Ursprünge und künstliche Befruchtung. Psychoanalytische Aspekte. *Psychoanalyse in Europa. Bulletin 72 der Europäischen Psychoanalytischen Föderation*, 16–35.

Borkenhagen, Ada & Kentenich, Heribert (2012): Präimplantationsdiagnostik oder das Schreckgespenst vom Designerbaby. Was meint die deutsche Bevölkerung, was sagen Betroffene? In: Ada Borkenhagen & Elmar Brähler (Hrsg.): *Die Selbstverbesserung des Menschen. Wunschmedizin und Enhancement aus medizinpsychologischer Perspektive*. Gießen: Psychosozial, 135–147.

Britton, Ronald (1989): Die fehlende Verbindung. die Sexualität der Eltern im Ödipuskomplex. In: Ronald Britton, Michael Feldman, & Edna O'Shaughnessy (1989): *Der Ödipuskomplex in der Schule Melanie Kleins*. Stuttgart: Klett-Cotta, 95–115.

Bürgin, Dieter (1993): Eltern werden… Anmerkungen zu einer normativen Entwicklungskrise. *Kinderanalyse*, 3, 273–302.

Bürgin, Dieter (1997): Drei- und Vielsamkeit als ursprüngliche Beziehungsform. *Analytische Kinder- und Jugendlichen-Psychotherapie*, 93(1), 31–55.

Bürgin, Dieter (Hrsg.) (1998): T*riangulierung. Der Übergang zur Elternschaft*. Stuttgart: Schattauer.

Bürgin, Dieter & Steck, Barbara (1996): Das Gespenst von Canterville (nach O. Wilde) oder Vom Leben und Sterben eines Phantoms in Abhängigkeit von der Adoleszenz einer jungen Frau. *Kinderanalyse*, 4, 362–384.

Coles, Prophecy (2021): *Psychoanalytic Perspectives on Illegitimacy, Adoption and Reproduction Technology. Strangers as Kin*. London/New York: Routledge.

Cramer, Bertrand & Palacio-Espasa, Francisco (2009): *Psychotherapie mit Müttern und ihren Babys. Kurzzeitbehandlungen in Theorie und Praxis*. Gießen: Psychosozial.

Diamond, Michael J. (2017): The Missing Father Function in Psychoanalytic Theory and Technique: The Analyst's Internal Couple and Maturing Intimacy. *The Psychoanalytic Quarterly*, Vol. LXXXVI, 4, 861–887.

Diem-Wille, Gertraud (2000): »Niemand hat mir jemals etwas gesagt…« Die Falldarstellung einer Eltern-Kleinkind-Therapie aus der Tavistock Clinic. In: Wilfried Datler et al. (1999): *Jahrbuch psychoanalytische Pädagogik 10*, Gießen: Psychosozial, 101–115.

Diem-Wille, Gertraud (2007): *Die frühen Lebensjahre. Psychoanalytische Entwicklungstheorie nach Freud, Klein und Bion*. Kohlhammer, Stuttgart.

Diem-Wille, Gertraud (2014): Das Baby als Katalysator unbewusster Konflikte der Eltern. In: Ulrike Kadi, Sabine Schlüter & Elisabeth Skale (Hrsg.): *Vom Unbewussten III-IV. Das Unbewusste im Symptom, in Kultur und Gesellschaft. Sigmund-Freud-Vorlesung 2014*. Wien: Mandelbaum, 77–92.

Eder-Steiner, Susanna (2020): Nicht ohne meinen Vater! Die Bedeutung des Vaters in der begleitenden Elternberatung am Beispiel der Wiener Child GuidanceClinic. In: Karin J. Lebersorger, Georg Sojka & Peter Zumer (Hrsg.): *Herausforderung Kind. Ambulante institutionelle psychodynamische Kinder- und Jugendlichen-Psychotherapie*. Frankfurt am Main: Brandes & Apsel, 207–217.

Ehrensaft, Diane (2000): Alternatives to the Stork: Fatherhood Fantasies in Donor Insamination Families. *Studies in Gender and Sexuality*, 1(4), 371–397.

Ehrensaft, Diane (2006): Motherhood in a fertile new world. In: Alcira Mariam Alizade (Hrsg.): *Motherhood in the Twenty-First Century*. London: Karnac, 23–33.

Ehrensaft, Diane (2007): The Stork Didn't Bring Me, I came from a Dish: Psychological Experiences of Children Conceived through Assisted Reproductive Technology. *Journal of Infant, Child & Adolescent Psychotherapy*, 6(2), 124–140.

Ehrensaft, Diane (2008): When Baby Makes Three or Four or More: Attachment, Individuation, and Identity in Assisted-Conception Families. *Psychoanalytic Study of the Child*, 63, 3–23.

Ehrensaft, Diane (2014): Family complexes and oedipal circles: mothers, fathers, babies, donors, and surrogates. In: Mali Mann (Hrsg.): *Psychoanalytic Aspects of Assisted Reproductive Technology*. London: Karnac, 19–43.

Ehrensaft, Diane (2016): Baby making: It takes an egg and sperm and a rainbow of genders. In: Katie Gentile (Hrsg.): *The Business of Being Made. The temporalities of reproductive technologies, in psychoanalysis and cultures*. Abington: Routledge, 113–134.

Eliacheff, Caroline (1994): *Das Kind, das eine Katze sein wollte*. München: Kunstmann.

Eliacheff, Caroline (2001): *Das Kind, das seine Mutter zu sehr liebte*. Münschen: dtv.

Elsberg, Marc (2016): *Helix. Sie werden uns ersetzen*. München: blanvalet.

Elstner, Thomas (2014): Trauma und Drama in Adoptionsgeschichten. *Zeitschrift für psychoanalytische Theorie und Praxis*, 29(4), 410–430.

Erikson, Erik, H. (1992 [1950]): *Kindheit und Gesellschaft*. Suttgart: Klett-Cotta.

Erikson, Erik, H. (1979 [1959]): *Identität und Lebenszyklus*. Frankfurt: Suhrkamp.

Feichtinger, Wilfried (2019): Reproduktives Klonen beim Menschen. Diskussion und Versuch einer positiven Standortbestimmung. *Gyn-Aktiv, Fachmagazin für Gynäkologie und Geburtshilfe*, 3, 31–33.

Fiala-Preinsperger, Sabine (2020): Ich verstehe mehr, als ihr denkt. Dialog zwischen Säugling, Eltern und Psychoanalytikerin. In: Karin J. Lebersorger, Georg Sojka & Peter Zumer (Hrsg.): *Herausforderung Kind. Ambulante institutionelle psychodynamische Kinder- und Jugendlichen-Psychotherapie*. Frankfurt am Main: Brandes & Apsel, 161–174.

Figdor, Helmuth (1999): Aufklärung, verantwortete Schuld und die Wiederentdeckung der Freude am Kind. Grundprinzipien des Wiener Konzepts psychoanalytisch-pädagogischer Erziehungsberatung. In: Wilfried Datler, Helmut Figdor & Johannes Gstach (Hrsg.): *Die Wiederentdeckung der Freude am Kind. Psychoanalytisch-pädagogische Erziehung heute*. Gießen: Psychosozial, 32–60.

Figdor, Helmuth (2002): Psychoanaltisch-pädagogische Erziehungsberatung. Theoretische Grundlagen. In: Johannes Gstach, Heinz Krebs, Burkhard Müller & Urte Finger-Trescher (Hrsg.): *Jahrbuch für Psychoanalytische Pädagogik: Professionalisierung in sozialen und pädagogischen Feldern, Impulse der Psychoanalytischen Pädagogik: 13*, Gießen: Psychosozial, 70–90.

Fraiberg, Selma, Adelson, Edna & Shapiro, Vivian (1980a): Ghosts in the Nursery. A Psychoanalytic Approach to the Problems of Impaired Infant-Mother Relationships. In: Selma Fraiberg, (Hrsg.): *Clinical Studies in Infant Mental Health. The First Year of Life*. London: Tavistock, 164–196.

Fraiberg, Selma, Shapiro, Vivian & Spitz Cherniss, Deborah (1980b): Treatment Modalities. In: Selma Fraiberg (Hrsg.): *Clinical Studies in Infant Mental Health. The First Year of Life*. London: Tavistock, 49–77.

Freud, Anna (1980): *Das Ich und die Abwehrmechanismen*. München: Kindler, 12. Aufl.

Freud, Sigmund (1905): Drei Abhandlungen zur Sexualtheorie. *GW V*. Frankfurt a. M.: Fischer, 29–145.

Freud, Sigmund (1907): Zur sexuellen Aufklärung der Kinder. *GW VII*. Frankfurt a. M.: Fischer, 19–27.

Freud, Sigmund (1908): Über infantile Sexulatheorien. *GW VII*. Frankfurt a. M.: Fischer, 171–188.

Freud, Sigmund (1909a): Der Familienroman der Neurotiker. *GW VII*. Frankfurt a. M.: Fischer, 225–231.

Freud, Sigmund (1909b): Analyse der Phobie eines fünfjährigen Knaben. *GW VII*. Frankfurt a. M.: Fischer, 243–377.

Freud, Sigmund (1912): Totem und Tabu. *GW IX*. Frankfurt a. M.: Fischer.

Freud, Sigmund (1915): Mitteilung eines Falles von Paranoia. *GW X*, 231–246. Frankfurt a. M.: Fischer.

Freud, Sigmund (1917): Vorlesungen zur Einführung in die Psychoanalyse. *GW XI*. Frankfurt a. M.: Fischer.

Freud, Sigmund (1918): Aus der Geschichte einer infantilen Neurose. *GW XII*, 25–157. Frankfurt a. M.: Fischer.

Freud, Sigmund (1919): Das Unheimliche. *GW XII*. Frankfurt a. M.: Fischer, 227–268.

Freud, Sigmund (1923a): Jenseits des Lustprinzips. *GW XIII*. Frankfurt a. M.: Fischer, 1–69.

Freud, Sigmund (1923b): Das Ich und das Es. *GW XIII*. Frankfurt a. M.: Fischer, 235–289.

Freud, Sigmund, (1923c): Die infantile Genitalorganisation. *GW. XIII*. Frankfurt, S. 293–298.

Freud, Sigmund (1924d): Der Untergang des Ödipuskomplexes. *GW XIII*. Frankfurt a. M.: Fischer, 393–402.

Freud, Sigmund (1932): Zur Gewinnung des Feuers. *GW XVI*. Frankfurt, S. 1–9.

Friend, Natasha (2017): *Nr. 9677 oder Wie mein Vater an fünf Kinder von sechs Frauen kam*. Magellan: Bamberg.

Geißdörfer, Jessica (2018): *Die Wunschkinder. Wenn die Verzweiflung keine Grenzen kennt. Unsere Kinder aus dem Bauch einer Leihmutter*. Neustadt an der Aisch: Ph. C. W. Schmidt.

Gentile, Katie (2016): Producing temporalities through assisted reproductive technologies. In: Katie Gentile (Hrsg.): *The Business of Being Made. The temporalities of reproductive technologies, in psychoanalysis and cultures*. Abington: Routledge, 64–84.

Girard-Frésard, Jacqueline (2021): Eins kommt von zwei. Rätsel des Ursprungs: die Urszene, eine ursprüngliche Organisatorin. In: Peter Bründl et al. (2021): *Stimmenvielfalt in den Spielräumen. Zugänge zur Kinder- und Jugendlichen-Psychoanalyse weltweit.* Jahrbuch der Kinder- und Jugendlichen-Psychoanalyse, Bd. 10, Frankfurt a. M.: Brandes & Apsel, 107–118.

Golombok, S., Casey, P., Readings, J., Blake, L., Marks, A. & Jadva, V. (2011): Families created through surrogacy: Mother-child relationships and children's psychological adjustment at age 7. *Developmental Psychology*, 47(6), 1579–1578.

Golombok, S., Blake, L., Casey, P., Roman, G. & Jadva, V. (2013): Children born through reproductive donation: A longitudinal study of child adjustment. *Journal of Child Psychology and Psychiatry*, 54, 653–660.

Griessler, Erich (2022): Regulating change in human procreation. Value changes and imaginaries of assisted reproductive technologies in eight European countries. In: Griessler, Erich et al. (Hrsg.): *The Regulation of Assisted Reproductive Technologies in Europe. Variation, Convergence and Trends*. London: Routledge, 223–254.

Griessler, Erich & Winkler, Florian (2022): Emerging from standstill. Austria's transition from restrictive to intermediate ART policies. In: Griessler, Erich et al. (Hrsg.): *The Regulation of Assisted Reproductive Technologies in Europe. Variation, Convergence and Trends*. London: Routledge, 9–25.

Grimalt, Antónia (2017): Das Problem ist … ihr Vater ist ein »Fremder«. *Kinder- und Jugendlichen-Psychotherapie*, 176(4), 539–552.

Gurschler, Friederike (2021): Wenn Leben mit einer vorzeitigen Trennung beginnt – das frühgeborene Kind. *Kinder- und Jugendlichen-Pychotherapie*, 189(1), 23–52.

Harms, Edda & Strehlow Barbara (Hrsg.) (2004): *Adoptivkind – Traumkind in der Realität. Psychoanalytische Einblicke in die Probleme von adoptierten Kindern und ihren Familien*. Idstein: Schulz-Kirchner.

Herzog, James M. (2010): Analytiker bei der Arbeit. Triadische Realität, gleichgeschlechtliche Eltern und Kinderanalyse: Eine Reaktion auf Ann Smolens »Nur für Jungs! Kein Zutritt für Mütter«. *Kinderanalyse*, 3, 217–228.

Hesse-Marx, Carola (2012): Fehlende positive Väterlichkeit und destruktive phallische Mütter. Die Wirkmächte des negativen väterlichen Objekts im mütterlichen Unbewussten auf die kindliche Psyche. *Analytische Kinder- und Jugendlichen-Psychotherapie*, 154(2), 177–206.

Hochgerner, Christine (2019): *Die Wandermünze*. Klagenfurt: Sisyphus.

Hof-Vachalek, Lea & Lebersorger, Karin J. (2014): Eltern-Kleinkind-Psychotherpie am Institut für Erziehungshilfe. *WLP news. Zeitschrift des Wiener Landesverbands für Psychotherapie*, 3, 22–23.

Hoffmann, Heinrich (2017 [1844]): *Der Struwwelpeter*. Köln: Schwager & Steinlein.

Hopf, Hans (2014). Zwischen Ernähren und Begehren – die Mutter, der Sohn, der abwesende Vater. *Analytische Kinder- und Jugendlichenpsychotherapie*, 163(3), 335–352.

Hopf, Hans (2017): Unruhig-aggressive Jungen. In: Hans-Geert Metzger & Frank Dammasch (Hrsg): *Männlichkeit, Sexualität, Aggression. Zur Psychoanalyse männlicher Identität und Vaterschaft*. Gießen: Psychosozial, 151–164.

Hopf, Hans & Windaus, Eberhard (2019) (Hrsg.): *Lehrbuch der Psychotherapie, Bd. 5: Psychoanalytische und tiefenpsychologisch fundierte Kinder- und Jugendlichenpsychotherapie*. Psychosozial.

Hosseini, Khaled (2003): *Drachenläufer*. Berlin: Piper.

Huber, Johannes C. (2012): »Ich will ein Kind, aber keinen Mann.« Die Reproduktionsmedizin und die Relativierung von Nähe und Verbot. In: Irene Berkel (Hrsg.): *Nähe Verbot Ordnung »Genealogische Nachrichten«*. Gießen: Psychosozial.

Hyatt, Millay (2012): *Ungestillte Sehnsucht. Wenn der Kinderwunsch uns umtreibt*. Berlin: Christoph Links.

Imrie, Susan & Golombok, Susan (2020): Impact of New Family Forms on Parenting and Child Development. *Annual Review of Developmental Psychologiy*, 2, 295–316.

Izat, Yonca & Goldbeck, Lutz (2008): Die Entwicklung von Kindern aus assistierten Befruchtungen – Eine Übersicht der Studienlage. *Praxis der Kinderpsychologie und Kinderpsychiatrie*, 57(4), 264–281.

Jadur, Silvia, et al. (2017): The role of the donor in assisted fertilisation treatments. In: Candida Se Holovko & Frances Thomson-Salo (Hrsg.): *Changing Sexualities and Parental Functions in the Twenty-First Century*. London: Karnac, 103–116.

Kaplan, Adam (2016): Male infertility. The erection of a myth, the myth of an erection. In: Katie Gentile (Hrsg.): *The Business of Being Made. The temporalities of reproductive technologies, in psychoanalysis and cultures*. Abington: Routledge, 101–112.

Kermalvezen, Arthur (2009): *Ganz der Papa. Samenspender unbekannt*. Düsseldorf: Patmos.

King, Vera (2010): Bedingungen der Elternschaftskonstellation. Umgestaltungen der Identität von der Adoleszenz zu väterlichen und mütterlichen Kompetenzen. *Kinderanalyse*, 1, 1–27.

Klein, Melanie (1928): Frühstadien des Ödipuskonfliktes. In: Ruth Cycon (Hrsg.) (2000): *Melanie Klein Gesammelte Schriften, Bd. I/ 1*. Stuttgart: frommann-holzboog, 287–305.

Klein, Melanie (1946): Bemerkungen über einige schizoide Mechanismen. In: Ruth Cycon (Hrsg.) (2000): *Melanie Klein Gesammelte Schriften, Bd. III*. Stuttgart: frommann-holzboog, 1–41.

Knecht, Michi (2012): Vom Stammbaum zum Gebüsch? Reproduktionstechnologische Implikationen für genealogische Praktiken der Gegenwart. In: Irene Berkel (Hrsg.): *Nähe Verbot Ordnung »Genealogische Nachrichten«*. Gießen: Psychosozial, 109–136.

König, Anika (2019): Leihmutterschaft und der ungestillte Wunsch nach einem Kind. In: Tom Licht & Djamila Grossman (2019): *be hers be mine*. Heidelberg: Kehrer, 9–12.

Kowalcek, Ingrid (2002): Kinderwunsch: Indikationen und Möglichkeiten der modernen Reproduktionsmedizin. *Forum der Kinder- und Jugendpsychiatrie und Psychotherapie*, 1, 64–92.

Kowalcek, Ingrid (2004): Akzeptanz von Mehrlingsschwangerschaften bei unerfülltem Kinderwunsch. *J Fertil Reprod*, 14(4), 13–16.

Kundera, Milan (1987 [1984]): *Die unerträgliche Leichtigkeit des Seins*. Frankfurt a.M.: Fischer Taschenbuch.

L'Arronge, Lilli (2012): *Wunschkind*. Berlin: Jacoby & Stuart.

Lange, Erin Jade (2015): *Halbe Helden*. Bamberg: Magellan.

Lebersorger, Karin J. (2016): Wunschkinder – Fördernde und hemmende Einflüsse medizinisch assistierter Reproduktion auf die Persönlichkeits- und Beziehungsentwicklung. *Neuropsychiatr*, 30, 33–41. DOI: 10.1007/s40211-016-0171-4

Lebersorger, Karin J. (2017a): Aus vielen mach drei! In: Ethische Fragen der Reproduktionsmedizin. *Imago Hominis*, 24(1), 35–43.

Lebersorger, Karin J. (2017b): »Wunschkinder« zwischen Verantwortung, Heimlichkeit und Zweifel. Herausforderungen für die Eltern-Kind-Beziehung nach medizinisch assistierter Reproduktion. *Kinder- und Jugendlichen-Psychotherapie*, 176(4), 515–536.

Lebersorger, Karin J. (2018a): Was brauchen Wunschkinder? – Assistierte Reproduktion unter Miteinbeziehung der kindlichen Psyche. *Gyn-Aktiv, Fachmagazin für Gynäkologie und Geburtshilfe*, 1(18), 38–41.

Lebersorger, Karin J. (2018b): »Kinder jenseits der Urszene? Psychoanalytische Aspekte der Eltern-Kind-Beziehung nach medizinisch assistierter Reproduktion«. *Psyche – Z Psychoanal*, 72, 611–640. DOI: 10.21706/ps-72-8-611.

Lebersorger, Karin J. (2018c): Bindung beginnt mit der Zeugung. Diskussion des Beitrags von Auhagen-Stephanos. *Psychoanalyse in Europa. Bulletin 72 der Europäischen Psychoanalytischen Föderation*, 72, 109–111.

Lebersorger, Karin J. (2019): »Als das Wünschen nicht geholfen hat« – Urszene, Ödipuskomplex und Familienroman in Zeiten assistierter Reproduktion. In: Ulrike Kadi, Sabine Schlüter & Elisabeth Skale (Hrsg.): *Mutter, Vater und andere Genealogien. Sigmund-Freud-Vorlesungen 2018*. Wiener Psychoanalytische Akademie, 148–161.

Lebersorger, Karin J. (2020a): (Start)Hilfe für das Baby 5.0. Eltern-Kleinkind-Psychotherapie mit Familien nach medizinisch assistierter Reproduktion. In: Karin J. Lebersorger, Georg Sojka & Peter Zumer (Hrsg.): *Herausforderung Kind. Ambulante institutionelle psychodynamische Kinder- und Jugendlichen-Psychotherapie*. Frankfurt am Main: Brandes & Apsel, 175–188.

Lebersorger, Karin J. (2020b): »Die ich rief, die Geister…« – Familienbande im Kontext medizinisch assistierter Reproduktion. *Imagination*, 2, 7–20.

Lebersorger, Karin J. (2021a): *Herausforderung Down-Syndrom. Entwicklungsprozesse von der Kindheit bis zum Erwachsen-Werden verstehen und unterstützen*. Frankfurt am Main: Brandes & Apsel.

Lebersorger, Karin J. (2021b): »Wenn ich einmal Opa bin…« – Chancen und Grenzen der Kinder- und Jugendlichenpsychotherapie im Zwangskontext. *Kinder- und Jugendlichen-Psychotherapie*, 190(2), 213–231. DOI: 10.30417/kjp-52-190-213

Lebersorger, Karin J. (2021c): Wenn »Sonnenscheinchen« lange Schatten werfen – Entwicklungsräume für Menschen mit Down-Syndrom und ihre Familien durch psychoanalytisches Verstehen öffnen. In: Christian Rexroth & Iris Rexroth (Hrsg.): *Entwicklungsraum Zukunft. Psychodynamische Psychotherapie von Kindern, Jugendlichen, Heranwachsenden und ihren Familien in Klinik und Praxis, Fort- und Weiterbildung, Forschung und Lehre*. Frankfurt a. M.: Brandes & Apsel, 279–291.

Lebersorger, Karin J. (2022): Verstehendes Umgehen mit dem Autonomiekonflikt von Menschen mit Down-Syndrom. Was sagen uns Verweigerung und Trotz? *Leben mit Down-Syndrom*, 99, 44–47.

Leithner-Dziubas, Katharina (2019): … es ist egal, wie wir ein Baby bekommen … Psychoanalytische Aspekte von Leihmutterschaft. In: Ulrike Kadi, Sabine Schlüter, Elisabeth Skale (Hrsg.): *Mutter, Vater und andere Genealogien. Sigmund-Freud-Vorlesungen 2018*. Wiener Psychoanalytische Akademie, 37–44.

Leithner, Katharina & Springer-Kremser, Marianne (2001): Psychoanalyse und weibliche Perversion – ein dunkler Kontinent? *Fundamenta Psychiatrica*, 2, 67–71.

Leithner, Katharina et al. (2020): Three or less? Decision making for or against selective reduction and psychological outcome in forty women with a triplet pregnancy. *Online Journal of Psychosomatic Obstetrics & Gynecology*. DOI: https://doi.org/10.1080/0167482X.2020.1750005.

Licht, Tom & Grossman, Djamila (2019): *be hers be mine*. Heidelberg: Kehrer.

Mazzantini, Margaret (2011 [2008]): *Das schönste Wort der Welt*. Köln: Dumont.

McLatchie, Lois & Lea, Jennifer (2022): *Sorrogacy, Law & Human Rights*. ADF International White Paper.

Mann, Mali (2014): Psychoanalytic understanding of repeated in-vitro fertilisation trials, failures, and repetition compulsion. In: Mali Mann (Hrsg.): *Psychoanalytic Aspects of Assisted Reproductive Technology*. London: Karnac, 3–18.

Mann, Mali & Mann, Andrea (2014): Egg donors and sperm donors: parental identity formation. In: Mali Mann (Hrsg.): *Psychoanalytic Aspects of Assisted Reproductive Technology*. London: Karnac, 63–76.

Marías, Javier (2012 [1992]): *Mein Herz so weiß*. Frankfurt a. M.: Fischer Taschenbuch.

Marion, Paola (2018): Das Unbehagen der Sehnsucht. *Psychoanalyse in Europa. Bulletin 72 der Europäischen Psychoanalytischen Föderation*, 36–41.

Maxeiner, Alexandra (2010): *Alles Familie!: Vom Kind der neuen Freundin vom Bruder von Papas früherer Frau und anderen Verwandten*. Leipzig: Klett Kinderbuch.

Mayer-Lewis, Birgit, Thorn, Petra & Wischmann, Tewes (2020): Psychosoziale Kinderwunschberatung aus Sicht reproduktionsmedizinischer Fachkräfte – Implementierungsempfehlungen zur psychosozialen Kinderwunschberatung. *J Reproduktionsmed Endokrinol*, 17(3), 118–124.

Metzger, Hans-Geert (2013): *Fragmentierte Vaterschaften. Über die Liebe und die Aggression der Väter*. Frankfurt a. M.: Brandes & Apsel.

Metzger, Hans-Geert (2015): Chancen und Konflikte der Vaterschaft – andere Sexualitäten, neue »Eltern« und die Väter. *Analytische Kinder- und Jugendlichen-Psychotherapie*, 167, 46(3), 291–312.

Metzger, Hans-Geert (2017): Künstliche Befruchtungen, neue Sexualitäten und die Bedeutung der heterosexuellen Urszene. In: Hans-Geert Metzger & Frank Dammasch (Hrsg): *Männlichkeit, Sexualität, Aggression. Zur Psychoanalyse männlicher Identität und Vaterschaft*. Gießen: Psychosozial, 261–276.

Metzger, Hans-Geert (2021): Jeder für sich? Generationale Konflikte am Beispiel der Klimakrise und der Pandemie Covid-19. In: Martin Scherer, Josef Berghold & Helmwart Hiereis (Hrsg.): *Klimakrise und Gesundheit. Zu den Risiken einer menschgemachten Dynamik für Leid und Seele*. Göttingen: Vandenhoek & Ruprecht, 145–158.

Metzl, Jamie (2020 [2019]): *Der designte Mensch. Wie die Gentechnik Darwin überlistet*. Hamburg: Edition Körber.

Mottl, Miriam M. (2022): Partnerschaft und Sexualität bei unerfülltem Kinderwunsch. *Gyn-Aktiv, Fachmagazin für Gynäkologie und Geburtshilfe*, 1, 32–34.

Nayar-Akhtar, Monisha (2014): Infertility, trauma, and assisted reproductive technology: psychoanalytic perspectives. In: Mali Mann (Hrsg.): *Psychoanalytic Aspects of Assisted Reproductive Technology*. London: Karnac, 77–95.

Obama, Michelle (2018): *Becoming. Meine Geschichte*. München: Goldmann.

Oelsner, Wolfgang (2019): Neue Formen der Elternschaft und Familie – und die Fragen der Kinder. In: Akademie Aktuell. *Zeitung der Ärztlichen Akademie für Psychotherapie von Kindern und Jugendlichen*, 2, 5–7.

Oelsner, Wolfgang (2021): Die Enttraditionalisierung der Herkunft. Psychodynamische Aspekte bei multipler Elternschaft. In: Christian Rexroth & Iris Rexroth (Hrsg.):

Entwicklungsraum Zukunft. Psychodynamische Psychotherapie von Kindern, Jugendlichen, Heranwachsenden und ihren Familien in Klinik und Praxis, Fort- und Weiterbildung, Forschung und Lehre. Frankfurt a. M.: Brandes & Apsel, 51–62.

Oelsner, Wolfgang & Lehmkuhl, Gerd (2008)*: Adoption. Sehnsüchte, Konflikte, Lösungen.* Patmos.

Oelsner, Wolfgang & Lehmkuhl, Gerd (2016): *Spenderkinder. Künstliche Befruchtung, Samenspende, Leihmutterschaft und die Folgen.* Munderfing: fischer & gann.

Oelsner, Wolfgang & Lehmkuhl, Gerd (2017): Psychodynamische Aspekte in der Entwicklung von »Spenderkindern«. Narrative von Erwachsenen, die einst per Fremdsamenspende gezeugt wurden. *Kinder- und Jugendlichen-Psychotherapie*, 176(4), 471–514.

Oksanen, Sofi (2022 [2019]): Hundepark. Kiepenheuer & Witsch: Köln.

Olsen, Pia (2017): Wo ist Karlas Papa? Frederiksberg: Sprael ApS.

Quindeau, Ilka (2017): Ist der Ödipuskomplex noch zeitgemäß? Psychoanalytische Konzepte zum Geschlecht. *Kinder- und Jugendlichen-Psychotherapie*, 174(2), 207–222.

Passuello, Verena (2021): Lesbische und bi-/transsexuelle Kinderwunschpatienten. *Gyn-Aktiv, Fachmagazin für Gynäkologie und Geburtshilfe*, 1, 48–50.

Piaget, Jean (1976 [1947]): *Psychologie der Intelligenz.* München: Kindler Taschenbuch.

Rotenberg, Eva & Agrest, Beatriz (2017): Parenthood for same-sex couples and gender definition in children. In: Candida Se Holovko & Frances Thomson-Salo (Hrsg): *Changing Sexualities and Parental Functions in the Twenty-First Century.* London: Karnac, 117–132.

Salzberger-Wittenberg, Isca (2019 [2013]): *Beginnen und Beenden im Lebenszyklus.* Stuttgart: Kohlhammer.

Schleske, Gisela (1993): Wechselspiel bewusster und unbewusster Phantasien schwangerer Frauen über ihr Kind unter besonderer Berücksichtigung der transgenerationalen Perspektive. *Kinderanalyse*, 4, 341–374.

Schleske, Gisela (1998): Interaktion zwischen imaginärem und realem Kind. Von der Schwangerschaft zur frühen Mutter-Kind-Beziehung. In: Dieter Bürgin (Hrsg.): *Triangulierung. Der Übergang zur Elternschaft.* Stuttgart, New York: Schattauer, 69–79.

Schmid-Arnold, Viktoria (2018): Schwangerschaft und Mutterschaft nach In-vitro-Fertilisation (IVF) und intracytoplasmatische Spermieninjektion (ICSI) aus psychoanalytischer Perspektive. In: Bründl, Peter, Scheid, Carl Eduard (2018): *Psychosomatische Prozesse. Ätiologie, Krankheitsverlauf und Behandlung.* Jahrbuch der Kinder- und Jugendlichen-Psychoanalyse, Bd. 7. Frankfurt a. M.: Brandes & Apsel, 82–110.

Schulman, Terese (2014): Psychoanalytic treatment of anxiety related to motherhood and the use of assisted reproductive technology. In: Mali Mann (Hrsg.): *Psychoanalytic Aspects of Assisted Reproductive Technology.* London: Karnac, 45–61.

Seeber, Beate & Zippl, Anna Lena (2019): Schwangerschaft nach IVF/ICSI – was ist zu beachten? *Gyn-Aktiv, Fachmagazin für Gynäkologie und Geburtshilfe*, 5, 41–42.

Siegl, Veronika (2015): Märkte der gute Hoffnung. Leihmutterschaft, Arbeit und körperliche Kommodifizierung in Russland. *PROKLA*, 178(1), 99–115.

Siegl, Veronika (2018): Aligning the Affective Body. Commercial Surrogacy in Moscow and the Emotional Labour of Nastraivatsya. *Tsantsa*, 23, 63–72.

Silverberg, Cory (2014): *Wie entsteht ein Baby? Ein Buch für jede Art von Familie und jede Art von Kind*. Frankfurt a. M.: Mabuse.

Sobanski, Petra (2021): Der verborgene Schlüssel zum Gartenhaus. Psychodynamische Aspekte und Möglichkeiten der interdisziplinären Zusammenarbeit in der Perinatalmedizin. In: Christian Rexroth & Iris Rexroth (Hrsg.): *Entwicklungsraum Zukunft. Psychodynamische Psychotherapie von Kindern, Jugendlichen, Heranwachsenden und ihren Familien in Klinik und Praxis, Fort- und Weiterbildung, Forschung und Lehre*. Frankfurt a. M.: Brandes & Apsel, 207–217.

Soulé, Michel (1990): Das Kind im Kopf – Das imaginäre Kind. Sein strukturierender Wert im Austausch zwischen Mutter und Kind. In: Jochen Stork (Hrsg.): *Neue Wege im Verständnis der allerfrühesten Entwicklung des Kindes. Erkenntnisse der Psychopathologie des Säuglingsalters*. Stuttgart/Bad Cannstatt: frommann-holzboog, 20–80.

Springer-Kremser Marianne (1983): *Psychosexualität und Gynäkologie*. Wien: Deuticke.

Springer-Kremser, Marianne (2001): Das Leiden an der Unfruchtbarkeit. In: Marianne Springer-Kremser, Marianne Ringler & Anselm Eder (Hrsg): *Patient Frau. Psychosomatik im weiblichen Lebenszyklus*. Wien: Springer, 123–131.

Stammler-Safar, Maria & Leither-Dziubas Katharina (2019): Kinderwunsch Übererfüllt? *Deutsche Hebammen Zeitschrift*, 71(5), 8–14.

Stämpfli, Regula (2018): *Trumpism: Ein Phänomen verändert die Welt*. Zürich: Münster.

Stavaric, Michael (2020): *Fremdes Licht*. München: Luchterhand.

Steck, Barbara (2007): *Adoption – ein lebenslanger Prozess*. Basel: Karger.

Steck, Barbara & Bürgin, Dieter (1996): Über die Unmöglichkeit zu trauern bei Kindern trauerkranker Eltern. Kinderanalyse, 4, 351–361.

Steinberg, Zina & Kraemer, Susan (2016): The shadow side of ART. In: Katie Gentile (Hrsg.): *The Business of Being Made. The temporalities of reproductive technologies, in psychoanalysis and cultures*. Abington: Routledge, 135–163.

Strohmer, Heinz (2021): Sicherheit in der Reproduktionsmedizin. *Gyn-Aktiv, Fachmagazin für Gynäkologie und Geburtshilfe* 2/2021, 36–38.

Thomashoff, Hans-Otto (2020): *Im Wahn gefangen*. Meßkirch: Gmeiner.

Thorn, Petra (2006): *Die Geschichte unserer Familie. Ein Buch für Familien, die sich mit Hilfe der Spendersamenbehandlung gebildet haben*. Unter Mitarbeit von Tiziana Rinaldi. Mörfelden: FamART.

Thorn, Petra (2008): *Expertise – Reproduktives Reisen*. pro familia. Deutsche Gesellschaft für Familienplanung, Sexualpädagogik und Sexualberatung e. V. Frankfurt a. M.

Thorn, Petra (2018): *Unsere Familie. Ein Buch für Familien mit Wunschkindern nach Eizellspende*. Mörfelden: FamART.

Thorn, Petra (2019): *Die Geschichte unserer Familie. Ein Buch für Familien mit Wunschkindern nach Embryonenspende*. 1. Aufl. Mörfelden: FamART.

Thorn, Petra & Herrmann-Green, Lisa (2009): *Die Geschichte unserer Familie. Ein Buch für lesbische Familien mit Wunschkindern durch Samenspende*. Mörfelden: FamART.

Thorn, Petra & Rinaldi, Tiziana (2011): *Woher manche Babys kommen. Ein Erklärungs- und Aufklärungsbuch für Kinder, die mit medizinischer Unterstützung gezeugt wurden*. Mörfelden: FamART.

Thorn, Petra & Ritter, Magaret (2015): *Unsere Familie. Ein Buch für Solo-Mütter mit Wunschkindern nach Samenspende*. Mörfelden: FamART.

Tordy, Karin (2014): Wie werden wir empfangen? Psychologischer Aspekte zur Eizellenspende. *Imagination*, 3, 48–57.

Tordy, Karin & Riegler, Julia (2014): Psychologische Aspekte der Eizellenspende. *Der Gynäkologe*, 47, 251–257.

Trallori, Lisbeth N. (2015): *Der Körper als Ware. Feministische Interventionen*. Wien: Mandelbaum kritik & utopie.

Trallori, Lisbeth N. (2016): Politik der Entmutterung. Huxleys Erben schaffen an. *AEP-Informationen. Feministische Zeitschrift für Politik und Gesellschaft*. Innsbruck: Arbeitskreis Emanzipation und Partnerschaft, 21–23.

Traxl, Bernd (2016): Der Schrecken im Auge der Mutter. Zur transgenerationalen Transmission von Traumata. *Kinderanalyse*, 24(2), 145–169.

Turinsky, Silvia (2006): Gib Worte Deinem Schmerz. Ein selbstpsychologischer Versuch über Trauer und Verlust am Beispiel von Müttern behinderter Kinder. *Selbstpsychologie. Europäische Zeitschrift für psychoanalytische Therapie und Forschung*. Themenheft Trauma und Dissoziation. 23(1), 65–79.

van Beers, Britta & Bosch, Laura (2020): A Revolution by Stealth: A Legal Ethical Analysis of the Rise of Pre Conception Authorization of Surrogacy Agreements. *The New Bioethics*, 26(4), 351–371.

Vaughn Heinemann, Toni (2006): Reconstructing Oedipus? Considerations of the psychosexual develepment of boys of lesbian parents. In: Alcira Mariam Alizade (Hrsg.): *Motherhood in the Twenty-First Century*. London: Karnac, 85–96.

von Klitzing, Kai (1998): »Wenn aus zwei drei werden…« Ergebnisse einer prospektiven Studie zur Entstehung der Eltern-Kind-Beziehung. In: Dieter Bürgin (Hrsg.): *Triangulierung. Der Übergang zur Elternschaft*. Stuttgart/New York: Schattauer, 104–115.

von Klitzing, Kai (2002): Frühe Entwicklung im Längsschnitt: Von der Beziehungswelt der Eltern zur Vorstellungswelt des Kindes. *Psyche – Z Psychoanal*, 56, 863–887.

von Staabs, Gerhild (1991): *Der Sceno-Test*. Bern: Hans Huber.

Walser, Angelika (2014): *Ein Kind um jeden Preis?: Unerfüllter Kinderwunsch und künstliche Befruchtung. Eine Orientierung*. Tyrolia.

Weichberger, Anita & Lebersorger, Karin (2017): Psychologische Beratung rund um Kinderwunsch in Österreich. Bedarfsanalyse vor, während und nach medizinisch assistierten Reproduktionstechniken. *Psychologie in Österreich*, 37, 5, 368–377.

Weil, Eva (2018): Ungewisse Gene, Bauch certissime. *Psychoanalyse in Europa. Bulletin 72 der Europäischen Psychoanalytischen Föderation*, 130–139.

Wilken, Markus (2021): Traumatisierung von Früh- und Risikogeborenen. Dissoziation, Affektregulation und affektive Reanimation. *Kinder- und Jugendlichen-Psychotherapie*, 189(1), 53–76.

Winnicott, Donald (1984 [1965]): *Reifungsprozesse und fördernde Umwelt*. Frankfurt a. M.: Fischer Taschenbuch.

Wischmann, Tewes (2008): Psychosoziale Entwicklung von IVF-Kindern und ihren Eltern. *J Reproduktionsmed Endokrinol*, 5(6), 329–334.

Wischmann, Tewes & Thorn, Petra (2014): Der Mann in der Kinderwunschbehandlung (unter besonderer Berücksichtigung der donogenen Insemination). *J Reproduktionsmed Endokrinol*, 11(3), 134–141.

Wolff, Iris (2020): *Die Unschärfe der Welt*. Stuttgart: Klett-Cotta.

Worms, Frédéric (2018): Von der Verletzung zur medizinisch assistierten Reproduktion (MAR), eine klinische Situation zwischen Psychoanalyse und Ethik. *Psychoanalyse in Europa. Bulletin 72 der Europäischen Psychoanalytischen Föderation*, 235–238.

Zeller-Steinbrich, Gisela (2010): Wie geht es den Wunschkindern? Überlegungen zu individuellen und gesellschaftlichen Auswirkungen der Fertilitätstechnologie. *Analytische Kinder- und Jugendlichen-Psychotherapie*, 146(2), 173–188.

Dank

Diesem Buch liegen Beziehungserfahrungen mit vielen bereichernden Menschen zugrunde. Zuallererst gilt mein Dank den Kindern und ihren Eltern für jede Begegnung, in der ich mit ihnen emotional verbunden war und viel von ihnen erfahren und lernen durfte. Sie waren der Auslöser, mich näher mit assistierter Reproduktion zu befassen und meine Erkenntnisse auch anderen zugänglich zu machen.

Darüber hinaus danke ich:

- Roland Apsel, meinem Verleger, für sein Vertrauen in meine Arbeit, seine Ermutigung, sie in Buchform zu bringen und den kokreativen Austausch.
- Silvia Turinsky, weise Freundin und Psychoanalytikerin, für ihr stets offenes Ohr und ihr ehrliches, mein Nachdenken und meine Kreativität beflügelndes Feedback.
- Lieselotte Krammer da Silva, Freundin und Germanistin, für die sorgfältige Korrektur des Manuskripts und ihr Interesse für meine Arbeit.
- meiner Nichte Iris Karl für die Gestaltung der Grafiken.
- meinen Freundinnen Ute Auhagen-Stephanos, Psychoanalytikerin und Psychiaterin, Katharina Leithner-Dziubas, Psychoanalytikerin und Psychiaterin, Doris Mauthe-Schonig, analytische Kinder- und Jugendlichen-Psychotherapeutin und Pädagogin, Petra Sobanski, Psychotherapeutin und Neonatologin, und Anita Weichberger, Klinische und Gesundheitspsychologin, für ihre Beiträge zu meinem Buch, die vielen Gespräche und die daraus resultierende Inspiration und Bereicherung.
- allen engagierten Frauen und Männer der Arbeitsgruppe »Stoppt Leihmutterschaft«, besonders Renate Mitterhuber, Hebamme, und Regula Stämpfli, Politphilosophin, für ihre Beiträge zum Buch sowie Barbara Burian-Langegger, Psychotherapeutin und Pädiaterin, für ihre ermutigende, fördernde Freundschaft.

- meinem ehemaligen Team im Institut für Erziehungshilfe für die gemeinsame Fallarbeit und den bereichernden intervisorischen Austausch. Besonders danke ich Elisabeth Wittich deren stete wertvolle Inputs und Hinweise unsere Verbundenheit ausdrücken.
- den PsychoanalytikerInnen der Arbeitsgruppe zur Vorbereitung des Weiterbildungslehrgangs Eltern-Kleinkind-Psychotherapie der Wiener Psychoanalytischen Akademie, besonders Gertraud Diem-Wille für ihre Wertschätzung und Inspiration und Thomas Elstner für zahlreiche Inputs.
- Meinen psychoanalytischen SupervisorInnen Dieter Bürgin, Wilfried Datler, Michael Günther, Kai von Klitzing und Kitty Schmidt-Löw-Beer, für ihr Verstehen herausfordernder psychotherapeutischer Prozesse im Kontext assistierter Reproduktion.
- Meinen Studierenden, die mich laufend bereichern und zur Reflexion anregen.
- Thomas Michael Baier, Völkerrechtler und Sonderbotschafter der IHRA, Monika Büse-Kastner, analytische Kinder- und Jugendlichenpsychotherapeutin und Pädagogin und Liselotte Kuntner, Ethnologin und Physiotherapeutin, FreundInnen, die mir in zahlreichen Gesprächen zum Thema ein anregendes Gegenüber waren und die ich im letzten Jahr verlor.
- den PsychoanalytikerInnen Heribert Blaß, Manfred Endres, Hans-Geert Metzger und Elisabeth Skale sowie den Kinder- und Jugend-Psychiaterinnen und -psychiatern Andreas Karwautz und Anna-Katharina Purtscher-Penz für ihr Interesse an meiner Arbeit und die Möglichkeit, sie darzustellen und zu diskutieren.
- Meinen Psychoanalytikerinnen Anna Lore Gratz-Erbler und Sylvia Zwettler-Otte für ihre Begleitung in ein erfülltes Leben.
- Meinen Eltern und meiner Familie für ihre Liebe, Geborgenheit, Förderung und Unterstützung.

Stichwortverzeichnis

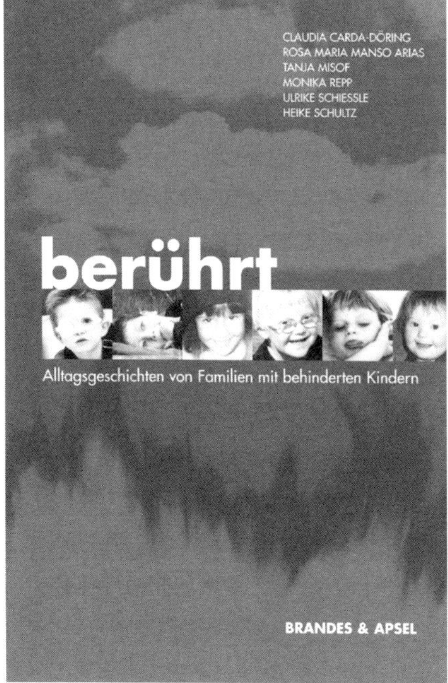

Claudia Carda-Döring
Rosa Maria Manso Arias
Tanja Misof
Monika Repp
Ulrike Schiessle
Heike Schultz

berührt

Alltagsgeschichten von Familien
mit behinderten Kindern

5. Aufl. 2021
200 S., Paperback A5
19,90 €
ISBN 9783860998298

Sechs Frauen haben Geschichten über ihre Kinder geschrieben. Es sind traurige, skurrile, berührende, wütende und witzige Geschichten, die anders sind, anders, weil die Kinder anders sind. Diese Kinder hinterlassen besondere Spuren, denn diese Kinder haben körperliche und geistige Behinderungen.

Das Neue und Einzigartige an diesem Buch ist, dass es den Autorinnen gelungen ist, behinderten Kindern Sprache und Ausdruck zu verleihen. Authentisch und ehrlich beschreiben sie auf höchst einfühlsame Weise die Entwicklung ihrer Kinder von der Geburt bis zur Einschulung.

»Authentisch und einfühlsam berichten sie über ihr Leben mit einem behinderten Kind, bringen Wahrnehmungen, Gefühle und Phantasien zum Ausdruck.«
(Frankfurter Allgemeine Zeitung)

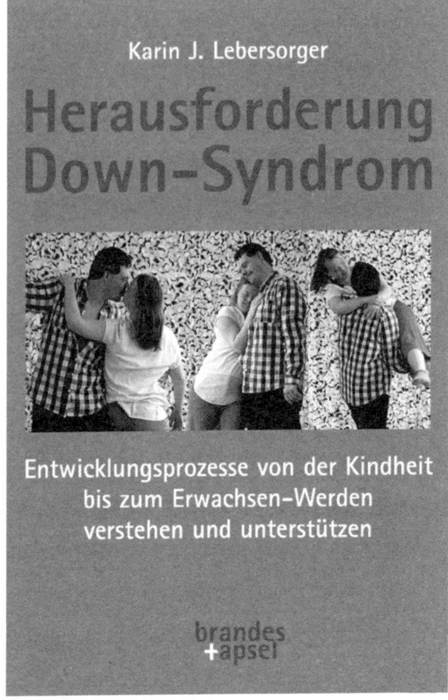

Karin J. Lebersorger

Herausforderung Down-Syndrom

Entwicklungsprozesse von der Kindheit bis zum Erwachsen-Werden verstehen und unterstützen

2. Aufl. 2022
172 S., Paperback Großoktav
mit Zeichnungen, 17,90 €
ISBN 978-3-95558-295-1

Das Buch eröffnet ein Nachdenken über das bewusste und unbewusste Selbst- und Beziehungserleben von Menschen mit Down-Syndrom und ihren Bezugspersonen. Die Autorin verbindet theoretische psychodynamische Überlegungen mit Beispielen aus ihrer jahrelangen klinisch-psychologischen und psychotherapeutischen Arbeit im interdisziplinären Team der Down-Syndrom-Ambulanz Wien.

»Dieses Fachbuch erweitert den Wahrnehmungshorizont von Beratern und Therapeuten für Menschen mit Down-Syndrom. Es lässt sozusagen tief blicken. Die sehr gute Gliederung der ›Verhaltens- und Gefühlszustände‹ in Kapitel und Unterkapitel eignet sich gut zum Nachschlagen spezieller Fragen und Probleme. Diese Übersichtlichkeit und die verständlichen Erklärungen können auch für die Eltern von Betroffenen gewinnbringend sein.«
(Christiane Seiler, Theraplay – Schwierige Kinder Journal)

Brandes & Apsel

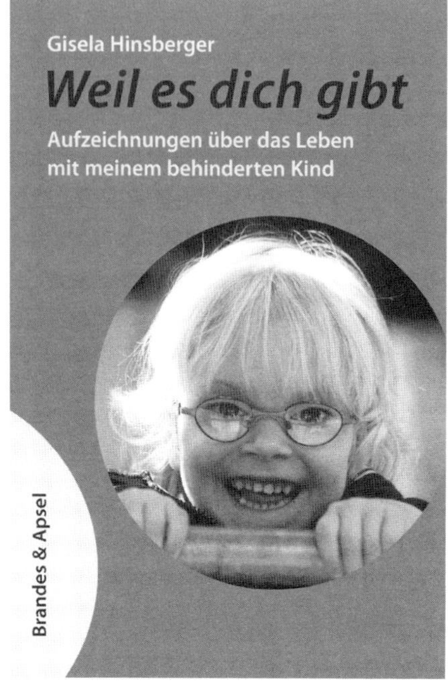

Gisela Hinsberger

Weil es dich gibt

Aufzeichnungen über das Leben
mit meinem behinderten Kind

2. Aufl. 2014
160 S., Paperback Großoktav
15,90 €
ISBN 978-3-95558-062-9

»Ein bemerkenswertes Buch von literarischer Kraft.«
(aspekte, ZDF)

»Regelrecht verschlungen habe ich dieses Buch wie einen Krimi.«
(Marion Brüssel, Hebammenforum Berlin)

»Ein sehr anrührendes Buch. Eine Geschichte voller Lebensmut und ein berührendes Dokument.«
(Fachdienst der Lebenshilfe)

»Man kann das Buch nicht mehr zur Seite legen.«
(Mandy Scholz, Gen-ethischer Informationsdienst)

»Ein besonderes Buch – unprätentiös, genau und mit literarischer Qualität erzählt. Der Erfahrungsbericht einer Mutter, der zeigt: Glück bedeutet nicht Leidfreiheit. Das Leben eines Kindes ist keine Rechengröße, darf es nicht sein. Diese Geschichte geht zu Herzen und ist voller Lebensmut.«
(Prof. Dr. med. Klaus Dörner)